Anna Mancini
www.amancini.com

Las Leyes de la Energía Humana A Través de los Sueños

Cómo Gestionar Mejor tu Energía, Aumentarla y Evitar
Estados Depresivos Usando Tus Sueños

Buenos Books America

WWW.BUENOSBOOKS.US

www.amancini.com

http://spanish.amancini.com

ISBN: 978-1-963580-11-2

Editorial: Buenos Books America

www.buenosbooks.us

Advertencia

Este libro nos es un libro de medicina. No soy médico y no ofrezco tratamiento.

Mi objetivo es compartir mi experiencia en el campo de la observación de los sueños y sus vínculos con la realidad, que estoy seguro te ayudará a comprender mejor cómo se pueden presentar las depresiones más comunes y qué puedes hacer para evitarlas.

Gracias a este libro, podrás aprender a gestionar mejor tu energía vital ayudándote con tus sueños. Así podrás evitar caer en los estados depresivos más comunes que son causados por la falta de energía en el cuerpo.

Si ya estás muy deprimido y has estado tomando medicamentos durante mucho tiempo, debes seguir consultando a tu médico para que te ayude.

Desafortunadamente, los medicamentos que tomas casi siempre suprimen los sueños, y lo siento por ti.

Si tienes un gran deseo y la fuerza necesaria, pídele a tu médico que te ayude a liberarte de estas drogas para finalmente recuperar tu alegría natural de vivir y tus habilidades oníricas.

Si este es tu caso, la lectura de este libro te ayudará a entender mejor qué te llevó a esta situación y así tener más información útil para compartir con quienes te cuidan.

4

Introducción

La atenta observación de los sueños y sus vínculos con la realidad permite tomar conciencia de la dimensión energética del cuerpo humano, sin la cual no estaríamos vivos. Revela las leyes naturales que gobiernan nuestra energía. Desobedecerlas continuamente, incluso por simple ignorancia, conduce inevitablemente a la instalación de un déficit energético, que luego da lugar a estados depresivos o enfermedades físicas.

Los acupunturistas chinos conocen bien esta "anatomía inmaterial" del cuerpo humano, y obtienen resultados notables actuando directamente sobre ella con sus agujas. Para la antiquísima medicina china, el ser humano es parte de un todo mayor, que incide en su salud y en su vitalidad y con el que el hombre debe componerse continuamente para mantenerse con vida. Como demuestran las tablas de acupuntura muy antiguas, existen relaciones entre los circuitos energéticos (meridianos energéticos) que recorren el cuerpo del ser humano y las energías del cosmos.

En cuanto a los yoguis de la India, siempre han buscado aumentar su nivel de energía para poder alcanzar estados de conciencia y desarrollar facultades que la mayoría de los occidentales ni siquiera pueden imaginar. Mientras han descubierto los medios para desarrollar una energía que ya tienen en suficiencia; nosotros los occidentales nos encontramos cada vez más en el otro extremo de la escala energética, es decir, en la carencia. Es a decir donde la energía es demasiado baja para permitir que el hombre viva en alegría y bienestar psicológico.

Sin embargo, hubo un tiempo en que Occidente fue consciente de esta dimensión energética de la vida humana. Podemos encontrar aquí y allá algunos vestigios de ello en sus leyendas o, por ejemplo, en la iconografía de la Iglesia Católica que muchas veces ha representado la energía que emana de los santos por la luz que sale de sus manos o de su corazón o por un halo alrededor de su cabeza.

La energía humana también está en el corazón de la sabiduría de la antigua civilización egipcia. Así lo revela el estudio en profundidad de los vestigios y textos del antiguo Egipto. Lo que más interesaba a los antiguos egipcios era la VIDA, cuyo símbolo estaba omnipresente en su iconografía. La vida estaba simbolizada por la cruz Ankh. En algunas imágenes podemos ver pequeñas cruces Ankh que son llevadas a la boca del faraón por diminutas manos ubicadas al final de los rayos solares. Todos los dioses y diosas egipcios son llevadores de vida, y esta verdad está simbolizada por la presencia de la cruz Ankh en sus manos cuando están de pie, o sus rodillas cuando están en cuclillas. La diosa Maat, omnipresente en la literatura egipcia, es ella misma la personificación de la vida que circula por el cosmos, que alimenta al sol y que también anima a todos los seres vivos y "hasta al más pequeño gusano", como declaraban muy claramente los antiguos egipcios.

A todos nos mueve una corriente de vida, más o menos intensa según la persona, y cuyo tono varía según muchos factores, por ejemplo: nuestra personalidad, nuestra nacionalidad, nuestra herencia familiar, nuestra forma de vida, nuestro entorno, nuestra dieta y nuestros patrones de pensamiento habituales.

Nuestros cuerpos funcionan no solo material y químicamente sino también a nivel energético. Esta dimensión energética del cuerpo humano es tan esencial para el mantenimiento de una vida saludable como las otras dimensiones bioquímicas, que son las únicas que han sido estudiadas y profundizadas por la ciencia moderna.

Lamentablemente, nuestra civilización occidental está pagando un alto precio por no haber prestado suficiente atención a esta dimensión de la vida humana. Centrada en la vida material y en la riqueza, ha producido hordas de personas deprimidas, insomnes, drogadas, poco vivas, infelices, dependientes de medicamentos, minadas por todo tipo de adicciones y que funcionan a cámara lenta corporal, intelectual y emocionalmente. ¡Tanto que vivir en condiciones tan desoladoras ya no interesa a algunos de ellos que prefieren suicidarse! Por ejemplo, Francia [1]es, lamentablemente, uno de los países de Europa con la tasa de suicidios más alta. Según las estadísticas, "el factor más asociado a los pensamientos suicidas sigue siendo haber experimentado un episodio de depresión caracterizado durante el año".[2] No me atrevo a imaginar lo que sucedería en este país, si de repente sus habitantes

---

1https://www.santepubliquefrance.fr/les-actualites/2019/suicide-et-tentative-de-suicides-donnees-nationales-et-regionales
2https://www.liberation.fr/france/2019/02/05/en-france-le-suicide-se-porte-tristement-bien_1707335

insomnes, deprimidos, ansiosos ya no tuvieran acceso a sus medicinas habituales. Los franceses son, de hecho, los mayores consumidores de drogas psicotrópicas del mundo.[3] Uno de cada cuatro franceses las usa regularmente. Qué lástima para ellos y qué lástima para todos los demás vivir en el ambiente triste que genera su déficit energético, cuando es muy posible evitar la instalación de falta de energía que lleva a la depresión.

La medicina occidental atribuye la causa de la depresión a varios factores determinantes, por ejemplo una infancia traumática, problemas de salud, enfermedad, que condujo a una pérdida de vitalidad. Pero, la ciencia enfocada en el estudio de las realidades materiales, aún no ha desarrollado las herramientas necesarias para observar las leyes de la vida, que es inmaterial. Como resultado, está particularmente impotente para ayudar a los pacientes a remediar sus "fugas de energía" y redescubrir la alegría de vivir. Las medicinas que inventó son sólo muletas, que ayudan a soportar mejor los tristes efectos de la falta de vitalidad, sin poder sanar la depresión. Además, tienen el gran inconveniente de sustituir el problema de la depresión por el de la dependencia farmacológica y sus efectos secundarios.

Quisiera compartir aquí mi experiencia para arrojar una luz diferente, más alegre, más optimista, sobre este aspecto de la condición humana. Desde hace más de treinta años observo el funcionamiento del cuerpo humano en la conjunción del sueño y la realidad y realizo experimentos imposibles de realizar en el laboratorio,

---

3https://www.doctissimo.fr/html/psychologie/mag_2003/mag 1121/ps_7222_psychotropes_consommation_francais.htm

porque suponen observar realidades que escapan a la ciencia y aplicar el dicho "conócete a ti mismo". La observación asidua de nuestro modo de funcionamiento interno nos permite comprender mejor los aspectos de la vida que no entran dentro del campo de investigación actual de la ciencia.

Nuestra mente consciente, como la de los científicos, se centra principalmente en la vida material y el mundo exterior. En contraste, el objetivo número uno de nuestro subconsciente y nuestro cuerpo es la preservación de la VIDA. El cuerpo y el subconsciente dan la mayor importancia a la gestión de nuestra vitalidad y nunca dejan de informarnos, principalmente a través de los sueños, pero también a través de ciertos signos corporales, de cualquier cosa que la perjudique.

Nuestros sueños nunca dejan de alertarnos cuando perdemos demasiada energía y muchas veces nos ofrecen una solución para remediarlo, mucho antes de que sea demasiado tarde para evitar la depresión y sus terribles drogas.

Al observar tus sueños, podrás conocerte mejor psicológica y físicamente, administrar mejor tu energía y dejar de perderla o desperdiciarla por ignorancia. Podrás comprender cómo tomar decisiones de vida más inteligentes, lo que casi siempre te permitirá tener suficiente energía para mantener una buena salud psicológica.

¿Por qué siempre dar prioridad a la vida material? ¿De qué sirve toda la riqueza del mundo si perdemos las ganas de vivir y si estamos deprimidos?

Ahora vamos a hacer una descripción general de los elementos más importantes del gasto de energía, luego una descripción general de los elementos que permiten ganar energía. Ser plenamente consciente de ello te permitirá aprovechar mejor tus sueños y observar a través de ellos cómo, personalmente, ganas o pierdes energía en estas posiciones. Porque una misma actividad puede aumentar o disminuir la energía, según las personas, según la forma de realizarla, o según el lugar donde se realice. Con respecto a la gestión de tu energía vital, tus sueños son un precioso instrumento de retroalimentación. ¡Así que aprende a usarlos!

Después de repasar las causas más comunes de pérdida y ganancia de energía vital, veremos ejemplos de sueños que señalan daños en nuestra energía, que pueden conducir al cabo de un tiempo a la depresión, si no se hace nada para solucionarlo.

Terminaremos este libro abriendo otros horizontes a través de la presentación de ciertos medios poco conocidos, olvidados o antiguamente prohibidos, destinados a recargar el cuerpo humano con energía y, por lo tanto, a actuar sobre la causa primaria de la depresión, es decir, la falta de energía en el cuerpo.

Capítulo 1: Cómo solemos perder nuestra energía

En este capítulo, hablaré sobre las formas más comunes en que los seres humanos solemos perder nuestra energía. Esto no significa que debamos dejar de hacer lo que nos está drenando nuestra energía. Solo tenemos que hacerlo de manera más inteligente y aprender a recargarnos adecuadamente, antes de gastar nuestra energía. No discutiré en este libro los aspectos espirituales de la pérdida de energía, que están más allá de la experiencia habitual de la mayoría de nosotros. Esto se explicará en otro libro o bien en un video sobre los aspectos espirituales de la salud. Te invito a suscribirte a mi canal *de YouTube*, así serás notificado de la publicación de mis nuevos videos.[4]

Las partidas de gasto energético más habituales y comunes son:

-1) Digestión y alimentación,

-2) Sexualidad,

-3) El entorno físico,

-4) El entorno humano,

-5) Pensamientos negativos,

-6) Trabajo y deporte.

---

[4]https://www.youtube.com/c/LaSignificationdesRevesAutrement

Nota Bene: Con estas partidas en las que la mayoría gasta demasiada energía, otros ganan energía y tú también puedes hacerlo. Gracias a la observación de tus sueños y a la siguiente información, podrás gestionar mejor estos elementos muy consumadores de energía y aun transformarlos en elementos ganadores de energía.

1) El aparato digestivo: alimentación, digestión, eliminación:

Has oído hablar de los "*breatharians* "? Se trata de personas que logran vivir alimentándose únicamente de energía solar. La australiana Jasmuheen jugó un importante papel para difundir el conocimiento sobre esto entre el público occidental, pero despertó mucha incredulidad. Sin embargo, alimentarse de energía solar no es nada nuevo y los yoguis de la India lo practicaron desde hace milenios. Alimentarse con "energía solar" requiero muy poca energía en el sistema digestivo. Sin embargo, para digerir la comida habitual todos nosotros gastamos mucha energía, lo que significa que debemos gastar una cantidad considerable de energía para extraer energía de los alimentos que comemos. Los " *breatharianos* " quienes no gastan casi nada, son siempre ganadores a nivel energético y por lo tanto acaban a través de su "alimento" en una cuenta mayoritariamente acreedora en energía vital. Lo cual rara vez es el caso para nosotros, como veremos más adelante. Pero, hay esperanza, al menos para el futuro. Porque según algunos maestros espirituales, cuando la humanidad esté más desarrollada espiritualmente, todos nos alimentaremos directamente de la luz, como las pocas personas en el mundo que pueden hacerlo hoy sin morir. ¡Por el momento, ni tú ni yo estamos allí todavía! Como nos vemos obligados a ingerir alimentos y digerirlos para mantenernos con vida, haríamos bien en interesarnos en el proceso de la digestión para aprovecharlos mejor a nivel energético.

La digestión es un fenómeno multidimensional muy complejo que consiste principalmente en extraer vida de la materia. Para digerir recurrimos a la materia (alimentos, jugos digestivos), al aire (la respiración y el oxígeno que nos aporta), a la energía (el fuego de la digestión). Nuestras emociones, es decir, el estado de ánimo en el que comemos, influyen en nuestra digestión e incluso pueden bloquearla si nos inducen a un estrés excesivo.

La digestión es mucho más que una simple cuestión de minerales, vitaminas, grasas o carbohidratos que ingerimos y transformamos químicamente, también tiene un aspecto energético igualmente importante. Los alimentos naturales también tienen una dimensión energética. Las frutas y verduras, por ejemplo, están cargadas de energía solar y cuando las digerimos, hacemos como los *"breatharianos"*, nos alimentamos de energía solar, pero mediante los alimentos en lugar de tomarla directamente en nuestro entorno.

Cuando hagas tu trabajo personal de observar tus sueños, podrás comprobar por ti mismo cómo funciona tu digestión desde un punto de vista energético y también material. Podrás observar en el estado onírico las variaciones energéticas inducidas por experiencias de cambio de dieta, introduciendo o eliminando ciertos alimentos de tu dieta habitual. Verás que ciertos alimentos que se consideren buenos para la salud no te sientan bien y reducen tu energía. Es posible que descubras que otros alimentos te dan muy poca fuerza, porque tienes que gastar demasiada energía para poder asimilarlos. Te daré algunos ejemplos personales para ilustrar lo que acabo de decir:

El jugo de naranja tiene fama de ser bueno para la salud, especialmente por su vitamina C. Había notado que cada vez que lo bebía, soñaba que había tragado un vaso de ácido. En realidad, no me di cuenta inmediatamente de que el jugo de naranja no me sentaba bien. Su olor y su sabor me gustan mucho pero gracias a mis sueños entendí que era mejor para mí que dejara de beberlo. Y también entendí que era eso lo que me provocaba trastornos digestivos.

Miel: En invierno, cuando había semanas que no teníamos sol en París, compré una miel griega de excelente calidad y la comí con mucho gusto antes de irme a dormir. La noche siguiente, mis sueños eran mucho más coloridos y brillantes. Paseaba por hermosos paisajes naturales soleados. Estos sueños me demostraron que había aprovechado la alta carga energética de esta miel. He observado que este fenómeno no ocurre con todas las mieles, ni ocurre en verano cuando estoy en plena forma. En este caso, el consumo de miel no provoca esta especie de sueños que me indican un aumento marcado de mi energía, porque mi energía vital es más alta en esta estación que durante los largos inviernos parisinos sin sol, y que en verano la miel ya no me hace una gran diferencia al nivel energético.

Para probar el efecto de ciertos alimentos, ¡ni siquiera necesitarás tus sueños! Tu estómago y estado de ánimo post-comida te darán las pistas que necesitas para aprender a comer con el objetivo de aumentar tu vitalidad.

No existe una dieta ideal válida para todos. Cada uno de nosotros es diferente y debemos aprender a seleccionar los alimentos que digerimos con facilidad y que más nos cargan de energía. La observación de tus sueños te dará indicaciones muy útiles y llegarás poco a poco a comprender mejor qué alimentos son los más nutritivos (es decir, los que te aportan más energía) y cuáles alimentos es mejor evitar. Del mismo modo, para perder o ganar peso, puedes hacer un uso juicioso de tus facultades oníricas.

Hoy en día, la comida, que debería normalmente hacernos ganar energía, se ha convertido por su artificialidad en un elemento de gasto de energía para muchas personas, hasta el punto de ser para algunos una causa desencadenante de depresión a veces "tratada" con antidepresivos que no mejoran por nada su digestión. ¿Por qué esto es así?

Por qué perdemos demasiada energía estos días al comer:

a) Una dieta pobre en vida:

Todos sabemos que nuestros alimentos modernos están "desnaturalizados". Como resultado, contienen poca energía, mientras que nosotros gastamos tanta energía, para tratar de digerirlos. Así que la comida de antes, que era todavía muy energizante, nos permitía aumentar nuestra vitalidad, pero hoy en día en el mejor de los casos nos da un poco de energía y en otros casos nos provoca un déficit energético que irá aumentando con los años y contribuirá a un descenso general de la vitalidad en el cuerpo. Esta disminución puede sumarse a otros factores que conducirán a un cierto punto al inicio de un estado depresivo. Afortunadamente, es bastante fácil actuar en este nivel para que esta posición funcione a nuestro favor. Basta privilegiar las frutas y verduras más frescas y naturales posibles y desechar los alimentos industriales desnaturalizados y muertos, que muy a menudo solo tragamos en nuestro propio y total detrimento.

b) Alteraciones del aparato digestivo por presencia de parásitos:

En el pasado las personas se desparasitaban regularmente porque sabían que era necesario para mantenerse saludables. Hoy en día, (particularmente en Europa) es comúnmente aceptado que los gatos, perros, caballos y niños pequeños deben ser desparasitados, pero los adultos generalmente creen que están a salvo de las alimañas. Sin embargo, si prestas atención a tus sueños, podrías detectar la presencia de indeseables en tu sistema digestivo y hacer lo que es urgente y necesario hacer en tal caso: eliminarlos. Si hay algo que merma la energía del ser humano y lo deprime, es la presencia de parásitos en su sistema digestivo y principalmente lombrices en el intestino delgado.

¿Por qué los parásitos agotan nuestra energía? Es muy sencillo, mientras una persona parasitada gasta mucha energía en digerir los alimentos, no obtiene nada o casi nada de ellos, porque los parásitos se colocan en primera posición, es decir justo a la salida del estómago, para disfrutar los frutos de su digestión y además, le dan el mal regalo de sus propios desechos metabólicos. Siempre me ha llamado la atención que los síntomas de depresión enumerados por la medicina oficial corresponden punto por punto con los síntomas de la presencia de parásitos en el aparato digestivo. Te insto a que hagas tu propia investigación en esta área, ya que no soy médico y por lo tanto, no puedo darte consejos médicos. Te beneficiaría mucho leer el libro de Hulda Clark: *The Cure For All Diseases*.

Esta simple cosa, que consiste en eliminar los parásitos del sistema digestivo, muchas veces por sí sola permite "curar la depresión" y recuperar de repente la alegría de vivir. Desafortunadamente, hoy en día muchas personas simplemente están deprimidas a causa de los parásitos que no les permiten recargar su energía adecuadamente a través de los alimentos. Por suerte la depresión no ocurre inmediatamente después de la infestación por parásitos. Sólo con el tiempo éstos, cuando se vuelven demasiado numerosos, hacen que la persona parasitada pierda demasiada energía. Lo peor de todo es que en ocasiones, aparte del cansancio y la depresión, no existen otros signos para advertir la presencia de parásitos y por tanto ni los pacientes deprimidos ni sus médicos actúan para eliminar estos indeseables. En caso de fatiga crónica, muchas personas se complementan con vitaminas y minerales, que lamentablemente benefician a sus parásitos.

Hoy en día realmente no es difícil solucionar este problema y evitar la depresión causada por los parásitos, por no hablar de la hinchazón y otras molestias digestivas que provocan, además del nerviosismo, incluso el insomnio. Cuanto más rápido actúes, menos energía perderás debido a las plagas. En este campo la observación de tus sueños te puede ser de gran utilidad, pues tu cuerpo no deja de informarte a través de sueños claros o simbólicos sobre la presencia de parásitos. Te daré ahora algunos ejemplos de sueños que indican la presencia de parásitos en el sistema digestivo.

Los sueños permiten ver lo que sucede dentro del cuerpo y por lo tanto detectar la presencia de parásitos:

Las personas entrenadas pueden ver directamente en el sueño dentro de su cuerpo y por lo tanto inspeccionar su sistema digestivo y ver los posibles parásitos que viven allí. Pueden verlos con claridad y mucha más eficacia que los profesionales de los laboratorios médicos. Incluso pueden ver los huevos de los parásitos en sección longitudinal, por ejemplo, o verlos ampliados, como lo haría un microscopio muy sofisticado. Los chamanes y algunas personas bajo hipnosis también tienen la capacidad de ver claramente el interior del cuerpo humano. Los curiosos pueden consultar mi libro: *Sueños Y Salud,* [5]para saber más al respecto.

Las personas que son incapaces de obtener esta percepción clara del interior de su cuerpo en el estado de sueño, todavía son alertadas de la presencia de indeseables dentro de sus cuerpos por sueños comunes y muy frecuentes, de los cuales les daré algunos ejemplos a continuación. Evidentemente, cada persona es diferente y conviene hacer un trabajo personal de observación para conocer perfectamente el significado de nuestros propios sueños.

---

5 *Sueños Y Salud*, Anna Mancini, Buenos Books America

Ejemplos de sueños que señalan la presencia de parásitos en el tracto digestivo:

Regularmente sueñas con extranjeros ocupando tu cocina. Están escondidos debajo de la mesa, en los armarios y no puedes deshacerte de ellos. A menudo te enteras de que han estado viviendo en tu cocina durante mucho tiempo y te resulta realmente extraño verlos solo entonces. ¡Obviamente, por la mañana, si no tienes experiencia respecto al significado de tus sueños, no entenderás nada sobre el significado de este sueño y ningún diccionario de sueños podrá traerte la solución! Sin embargo, tu cuerpo seguirá informándote, ya sea con este mismo tema onírico o con otros sueños.

Sueñas que escupes ranas, pequeñas serpientes y sapos como las brujas de tus cuentos infantiles.

Sueñas que vas a un banquete, tienes mucha hambre y todos los demás invitados están servidos excepto tú, que tienes mucha hambre.

Sueñas a menudo con grupos grisáceos de personas que se desplazan por pasillos o laberintos. En los sueños simbólicos, los colores oscuros y especialmente los grisáceos se relacionan con lo que tiene poca energía en comparación contigo. Este es el caso de los parásitos intestinales que no tienen una vitalidad alta en comparación con la vitalidad normal de los seres humanos. Así, en nuestras imágenes oníricas, las lombrices intestinales pueden aparecer como grupos de figuras grises que se desplazan por pasillos, que representan simbólicamente nuestros intestinos.

19

A menudo tienes muchísima hambre en tus sueños y buscas algo para comer. En la realidad, también siempre tienes hambre y a veces, por la noche, antes de irte a dormir, piensas en lo que vas a comer al día siguiente. (Normalmente, excepto tal vez para los chefs, no tendemos a pensar en la comida justo antes de dormirnos).

Estos ejemplos no son exhaustivos. Depende de ti hacer tu propio trabajo para descubrir cómo tu cuerpo señala la presencia de indeseables en tu sistema digestivo. Gracias a este trabajo personal realizado de cierta manera, podrás también aprender a detectar tus pequeños signos corporales que en estado de vigilia te señalan también la presencia de parásitos.

Gracias a la investigación científica, ahora sabemos que existe un vínculo entre el funcionamiento de nuestros dos cerebros: el que tenemos en la cabeza y el que tenemos en el estómago. Está científicamente comprobado que el estado de la flora intestinal influye en la salud psicológica y que la disbiosis intestinal es en ocasiones causante de graves problemas de salud mental. Tanto es así, que se considera realizar trasplantes de flora intestinal de personas sanas a enfermos mentales. ¡Me deja pensativa! Para mí está claro, si yo fuera médico, por cada persona deprimida o enferma mental sin causa aparente relacionada con el estilo de vida, primero y ante todo revisaría si albergan parásitos en su sistema digestivo. Pero bueno, para qué llegar a la depresión, cuando gracias a nuestros sueños, podemos detectar a tiempo la presencia de parásitos y actuar con rapidez para evitar los daños que éstos provocan.

Si tienes mascotas, es muy fácil tener pruebas tangibles del efecto de la presencia de parásitos y de la desparasitación en su humor y vitalidad. Es posible que ya lo hayas observado sin darte cuenta de que también podría aplicarse a ti mismo. De hecho, no es raro ver perros adultos que dejaron de jugar, volver a jugar después de una desparasitación bien realizada. ¡Te hace pensar!

Muchas personas, a veces incluidos los médicos, se sorprenden y disgustan cuando se les dice que probablemente tiene parásitos y ellas preferirían no saber nada al respecto. No hagas como ellas, actúa, porque la inacción en este ámbito te puede costar energía, ¡mucha energía!

Otra causa del gasto energético excesivo relacionado con la alimentación es el estrés.

c) <u>Comer bajo estrés o en un estado emocional negativo conduce a la pérdida de energía:</u>

Si estás enojado, es mejor esperar hasta que pase tu enojo antes de sentarte a comer, porque el enojo interrumpe el funcionamiento adecuado del hígado y crea toxinas en el cuerpo. Lo contrario también es cierto y una perturbación del hígado también genera ira, esto es bien conocido en la acupuntura china.

A lo largo de nuestro sistema digestivo, tenemos cinco esfínteres cuyo funcionamiento puede verse afectado por el estrés y las emociones negativas. Los nudos en el estómago o el miedo en el estómago nos impiden digerir bien, frustran la buena asimilación de los alimentos y ralentizan o bloquean temporalmente la correcta eliminación de los desechos. Molestan al organismo que necesitará gastar mucha energía para deshacerse de los alimentos no digeridos, que por lo tanto provocan un déficit de energía.

En ocasiones no somos conscientes en el estado de vigilia de que estamos en un estado de estrés, sin embargo, a veces nuestros sueños han estado alertándonos por un tiempo antes de cualquier percepción consciente de trastornos psicosomáticos y de un estado de estrés. Depende de nosotros prestarles más atención y reaccionar para evitar inconvenientes relacionados con el estrés.

Aquí hay algunos temas de sueños comunes que pueden indicar un estado de estrés que aún no se nota en el estado de vigilia:

Sueñas que perdiste el control de tu auto, o de cualquier otro vehículo.

Sueñas que tienes que tomar el tren o el avión, y que muchos obstáculos se interponen en tu camino. Olvidaste tus maletas, no sabes dónde está el aeropuerto, olvidaste tus papeles, etc...

Estos son ejemplos entre muchos otros temas personales que podrían ser señales de un estado de estrés. Cada persona es diferente y depende de ti hacer un trabajo personal de observación de tus sueños para descubrir cuáles son los sueños que se relacionan con el estrés. Es muy útil conocerlos, porque en esta etapa el descanso, los tés relajantes, un paseo por la naturaleza y respiraciones profundas te permitirán contrarrestar rápidamente el desequilibrio que se estaba formando y evitar pérdidas excesivas de energía.

En resumen, la dieta que siempre debería dar lugar a un balance positivo a nivel de la energía vital, da lugar en determinados casos a un déficit energético prolongado que es causa frecuente del desencadenamiento de estados depresivos. La buena noticia es que muchas veces es fácil remediar este problema y también podemos fácilmente evitar llegar allí gracias a nuestros sueños, porque nos advierten con mucha antelación de problemas en formación a nivel del sistema digestivo, ya sea del lado de la digestión o a la eliminación de residuos. La mala eliminación de desechos también puede disminuir la eficiencia del sistema digestivo y conducir a una acumulación de toxinas en el cuerpo, lo que a largo plazo puede causar depresión. Te invito a leer el libro de Laure Goldbright sobre los beneficios de la higiene intestinal.[6]

Ahora veamos el segundo elemento más importante del gasto de energía.

2) ¿Cuándo y cómo la sexualidad agota nuestra energía?

Todos sabemos que para mantenerse saludable, es mejor evitar los excesos de cualquier tipo. Los excesos sexuales no son una excepción a la regla y es bien sabido que pueden ser una fuente de agotamiento de la energía vital que también puede conducir a la depresión.

---

6 Laure Goldbright, *Testimonio Sobre Los Beneficios De La Higiene Intestinal*

Lo que es menos conocido es que aún sin exceso, en determinadas circunstancias, la actividad sexual puede agotar la energía vital de uno de los miembros de la pareja y conducir a estados depresivos. Más adelante veremos por qué esto es posible.

¿Qué pasa cuando tenemos sexo? ¿Para qué sirve? A estas preguntas, la ciencia moderna responde con algunos conocimientos anatómicos y algunas consideraciones psicológicas relacionadas con el placer, las emociones y la reproducción.

Por el contrario, si nos tomamos la molestia de observar a través de nuestros sueños lo que sucede a nivel energético en nuestro cuerpo cuando tenemos relaciones sexuales, descubrimos una dimensión completamente diferente de la actividad sexual. El ser humano no solo es material, también es inmaterial y su cuerpo está rodeado por un campo de energía que también contiene información. Este campo de energía llamado "aura" en ciertas tradiciones espirituales pudo ser fotografiado por el investigador ruso Kirlian.[7] Los clarividentes pueden percibir esta aura que envuelve a todo ser humano, y todos la percibimos cuando estamos en un estado de sueño. Se nos aparece clara o simbólicamente a través del color de la ropa de los personajes oníricos.

Cuando dos personas se encuentran, hay un intercambio de energía e información entre sus "burbujas de energía". Cada uno adquiere un poco de la atmósfera energética del otro. Seamos conscientes de ello o no,

---

7 *Efecto Kirlian*, A.S Tramonte; *Los secretos de la fotografía Kirlian*, Carlos Gabriel Fernández

todos estamos constantemente intercambiando información y energía con las personas que nos rodean. Durante las relaciones sexuales, este intercambio es mucho más intenso. Al intercambio de información y energía debido a la proximidad de los cuerpos, se suma una descarga de energía sexual en el momento del orgasmo. Esta energía sexual también está muy cargada desde un punto de vista informativo. No te estoy pidiendo que me creas, sino simplemente que hagas tus propias experiencias en la medida de lo posible y observes utilizando tus sueños, los cambios que se producen en tu sistema de energía e información como resultado de las relaciones sexuales. Podrás ver en tus sueños cuanto te cargas con la energía y pensamientos de tu pareja sexual, tanto que a veces hasta puedes soñar que estás en su cuerpo.

Cuando todo va bien, el acto sexual es bueno para ambos e incluso puede recargarlos. Para que esto suceda, la pareja debe alcanzar el orgasmo al mismo tiempo, tener niveles de energía similares, una vibración de energía compatible y pensamientos positivos en el momento de la relación sexual. También es necesario que la relación sexual ocurra en un lugar energéticamente sano y favorable.

Estas condiciones rara vez se cumplen en estos días, por lo que la mayoría de los actos sexuales resultan en una pérdida de energía, generalmente para uno de los miembros de la pareja y, a veces, para ambos.

En la vida de vigilia, si una persona con mucha energía se encuentra con una persona débil, la ayudará revitalizándola con su propia energía. Dentro de una pareja, este efecto de vaso comunicante entre lo más vivo y lo menos vivo se amplifica con las relaciones sexuales.

En otras palabras, si un hombre y una mujer viven juntos y tienen relaciones sexuales regularmente, con el tiempo armonizarán sus energías y sus vibraciones y formarán una nueva entidad energética: la pareja. Todo estará bien, si al principio la energía de los dos socios fue equivalente en cantidad y en vibración. Por otro lado, si uno de los miembros de la pareja estaba mucho más vivo que el otro, la armonización irá en su detrimento y podría sentirse deprimido si la energía general de la pareja está por debajo del nivel de energía habitual que tenía cuando estaba soltero.

Este fenómeno ocurre con mucha frecuencia y si estás deprimido desde que entablaste una relación, antes de ir a la consulta médica o de recurrir a los antidepresivos, lo primero que debes hacer es tomarte "vacaciones de pareja", es decir, alejarte de tu pareja. Si eres el perdedor de energía en tu vida de pareja, lo sabrás muy rápido. Tus sueños volverán a sus colores brillantes y temas dinámicos y rápidamente te sentirás de mejor humor. Alguien que te quiere y te ama, pero tiene un nivel de energía mucho más bajo que el tuyo, no podrá beneficiarte energéticamente. Él puede incluso, queriendo solo tu bien, lamentablemente hundirte en estados depresivos.

Pero la depresión no es, por desgracia, la única consecuencia de una mala asociación afectiva, también sucede a veces que a partir de su matrimonio la enfermedad recae sobre uno de los cónyuges y a veces sobre ambos.

Para evitarlo, en lugar de basarnos en nuestros criterios habituales, deberíamos elegir una pareja adecuada desde el punto de vista de la vitalidad, es decir, alguien con un nivel de energía equivalente al nuestro y una vibración compatible. Si no encontramos ninguno, es mucho mejor no vivir en pareja y limitar al máximo las relaciones sexuales, para ahorrarnos periodos que compensen la energía que dejamos ahí.

Al observar tus sueños, podrás ver quién es tu pareja desde un punto de vista energético. También podrás ver cómo varía tu propia energía con el contacto continuo con otra persona y especialmente cuando tienes relaciones sexuales. Te remito más adelante a los cambios en los sueños que se producen cuando la energía empieza a bajar.

Evidentemente hay que tener en cuenta todo el contexto de la pareja, pueden existir otros motivos que pueden llevar a uno u otro miembro a estar deprimido al inicio de una vida en pareja. Estas razones pueden deberse a cambios en el estilo de vida, la dieta y el hábitat. De hecho, algunas viviendas también pueden perturbar fuertemente la energía de sus habitantes.

3) Pérdidas de energía provocadas por el entorno en el que vivimos

Durante un viaje a México vi todo tipo de plantas que no crecen en nuestras latitudes (Europa) y pensé que al igual que ellas, todo ser humano necesita un ambiente determinado para poder florecer. Este aspecto de la vida es esencial. El lugar en el que vivimos y especialmente la habitación en la que dormimos tiene una importante influencia no solo en la salud física, sino también en el estado psicológico.

Constantemente estamos intercambiando información y energía con los seres que nos rodean, y también la estamos intercambiando con el entorno en el que vivimos. Ciertos lugares pueden ser favorables, neutrales o perjudiciales para nuestra salud psicológica, porque al igual que las personas que nos rodean, pueden no ser adecuados para nosotros, porque no están en armonía con nuestro propio campo energético y nuestras vibraciones personales. Todos perciben un determinado entorno a su manera y reaccionan a su manera.

Cuando llego a un lugar que tiene una vibración que no me conviene, inmediatamente la siento y si puedo, huyo. Con el trabajo que he hecho sobre los sueños, mi sensibilidad y mis percepciones corporales e intuitivas en el estado de vigilia se han desarrollado mucho. Puedes hacer lo mismo. No es difícil y los resultados de este trabajo contribuirán en gran medida a ayudarte a aprender a elegir los lugares que más te convengan y evitar otros cuando sea posible. Aquí hay algunas indicaciones que te ayudarán por ahora con respecto al hábitat.

a) Índices de hábitat beneficioso perceptibles en el estado de vigilia :

En hábitats que son energéticamente beneficiosos para nosotros, tendemos a ser alegres, chistosos, de buen humor y creativos, seamos o no artistas. Aquellos con cabello largo pueden observar fácilmente cómo reacciona el cabello a su entorno. En un ambiente favorable, crecen más rápido y se ven mejor. Lo mismo ocurre con sus uñas.

En lugares que son beneficiosos para nosotros, nos dormimos rápidamente por la noche y nos levantamos de buen humor, después de una buena noche de sueño ininterrumpido. Nos gusta pasar tiempo en casa. Estas son pistas que se aplican a las personas que ya son algo sensibles en el estado de vigilia a su entorno.

Desafortunadamente, muchas personas no perciben en absoluto la dimensión energética de su hábitat en el estado de vigilia. Su cuerpo normalmente siente la calidad energética de su entorno, pero ninguna información puede llegar a su mente consciente en el estado de vigilia. Un ambiente energéticamente nocivo para el cuerpo, aunque no seamos conscientes de ello, perturba siempre a éste, que no deja de señalarlo a través de los sueños. Las personas que no sienten conscientemente la nocividad de ciertos lugares y que no prestan atención a sus sueños, no intentan escapar de tales ambientes. Al principio todo va bien, porque recurren a sus reservas de energía, pero poco a poco van entrando en un estado de cansancio. Estas personas nunca piensan en atribuir la causa a su hábitat. Sobre todo si es un lugar que les atrae desde el punto de vista estético.

b) Pistas perceptibles en el estado de vigilia sobre hábitats dañinos:

Obviamente, es todo lo contrario de lo que sucede en un hábitat beneficioso. En un hábitat cuya energía perturba nuestro cuerpo tendemos a estar tristes, deprimidos, a sentirnos demasiado solos y aislados. Los artistas luchan por ponerse manos a la obra y encontrar inspiración. Los escolares no quieren hacer su tarea. Tenemos menos gusto por la vida, menos entusiasmo por emprender. El sueño es menos reparador, conciliar el sueño es más largo y más delicado. Cuando la energía está realmente muy perturbada, podemos volvernos insomnes o si logramos dormir podemos tener horribles pesadillas. Si tenemos el pelo largo, es fácil observar que se vuelve más apagado, opaco y quebradizo en este entorno. En algunos hogares podemos sentirnos aprisionados y tener un solo deseo: salir.

A veces no es todo el hábitat lo que es dañino, solo el lugar donde dormimos. Algunos casos de insomnio crónico se deben a la posición desfavorable de la cama. A veces es suficiente ponerla en una posición más favorable a la energía del durmiente, para que encuentre un sueño reparador sin drogas. En Internet, encontrarás fácilmente artículos de vendedores de colchones y camas dedicados a la mejor manera de orientar su cama para dormir bien y muy a menudo también encontrarás recomendaciones *de Feng Shui* sobre el tema. Sin embargo, teniendo en cuenta tu hábitat y su entorno natural, es mucho mejor experimentar diferentes posiciones de los muebles y de la cama y observar el impacto en tu cuerpo, tu estado de ánimo y tu sueño y también en tus sueños.

Si hace mucho tiempo que te sientes bastante deprimido y si tienes algunos trastornos del sueño, antes de ir a consultar a un médico y resignarte a tomar somníferos de por vida, comprueba primero si la causa de tus problemas podría venir de tu hogar. Intenta dormir en otro alojamiento. Si al hacer esto duermes mucho mejor, entonces regresa a tu lugar habitual y orienta tu cama de otra manera, o intenta dormir en otra habitación. Buscando a tientas, deberías encontrar un lugar mejor en tu hogar para recargarte adecuadamente mientras duermes. Si no puedes hacerlo, pide los servicios de un geobiólogo que podrá, en la mayoría de los casos, ayudar a mejorar la calidad de la energía de tu hogar. Cuántas depresiones o incluso enfermedades se podrían evitar si pudiéramos tomar conciencia de los efectos nocivos para la salud de determinados entornos.

Hay edificios en los que enferman todos los habitantes e incluso sus mascotas. Encontrarás ejemplos sorprendentes de esto en el libro de Michel Moine y Jean-Louis Degaudenzi.[8] En mi libro: *Estrategias para dormir mejor y volver a tener un descanso ideal*, desarrollo este aspecto y hablo de ejemplos de entornos particulares como la montaña y sus corrientes, o la costa, que tienen fama de ser buenos para la salud, pero también pueden causar insomnio y arruinar nuestras vacaciones si la cama está mal orientada en relación con los poderosos flujos de energía de estos lugares!

c) Desde la perspectiva de los sueños, esto es lo que suele suceder cuando te mudas a un lugar que no es energéticamente adecuado para ti (y/o has puesto tu cama en una posición desfavorable).

Tu cuerpo te indicará en sueños que está cansado, que algo le molesta y puede que insista a través de las pesadillas para animarte a tomar medidas y cambiar esta situación. Muy típica y frecuentemente en lugares energéticamente dañinos, a menudo soñamos que estamos durmiendo o que tenemos mucho sueño y tenemos un deseo irresistible de dormir.

---

[8] *Manual de Energías Telúricas, Experimentos Energéticos Para Vivir Mejor*, Michel Moine y Jean-Louis Degaudenzi

En un segundo paso, tenderás simplemente a olvidar tus sueños, porque dormirás cada vez peor, tu sueño será cada vez más ligero y tendrás cada vez menos energía disponible para tu memoria. (Al contrario de lo que generalmente se acepta, he observado que la memoria no disminuye con la edad, sino con la vitalidad. Es muy posible mantener una buena vitalidad y por tanto también una buena memoria hasta una edad muy avanzada).

Con el tiempo no tendrás la suficiente vitalidad para combatir las infecciones y vivirás enfermo y deprimido. Lamentablemente todo será "tratado" por la comunidad médica, lo mejor que pueda, con medicamentos y no se remediará el problema energético del entorno del paciente. ¡Es una pena!

Los antiguos constructores de catedrales, pirámides, iglesias, templos y otros edificios públicos o privados tenían un profundo conocimiento de las energías cosmo-telúricas. No estaban construyendo en cualquier lugar, de cualquier forma y con cualquier cosa. La forma de los edificios no se basaba sólo en la estética, se elegía por energía positiva. Por lo tanto, los antiguos constructores obedecían las leyes energéticas de la naturaleza para construir edificios favorables a la vida humana. Este conocimiento parece haber caído en el olvido y ahora las construcciones obedecen más a restricciones presupuestarias y administrativas que a las leyes de la naturaleza.

Algunos edificios antiguos han conservado una energía tan alta hasta el día de hoy que no es casualidad que atraigan a tantos turistas. Incluso aquellos que son materialistas y ateos aman visitarlos porque se sienten muy bien allí. Si estás deprimido y hay edificios tan antiguos a proximidad, ve allí con regularidad. Podrían ayudarte a volver a la normalidad energética.[9]

Tendría mucho más que decir sobre este aspecto de la vida humana, pero eso estaría más allá del alcance de esta discusión sobre las principales fuentes de pérdida de energía en los seres humanos. Si quieres profundizar en este aspecto, te remito a mi libro sobre el sueño mencionado anteriormente. Veamos ahora un tercer elemento de mayor gasto de energía: el entorno humano.

4) Pérdidas de energía debidas al entorno humano: vampirismo energético

Todos tenemos una dimensión tanto corporal como energética y nuestro cuerpo está rodeado por un campo energético, llamado aura en algunas tradiciones, que se compone de todas nuestras emanaciones. Cuando observamos nuestros sueños de cierta manera, no tardamos en tomar conciencia de este campo vibratorio que emitimos y de la forma en que se modifica, intensifica o decrece en potencia según las circunstancias y también según las personas que encontramos.

---

9 En París, hay energías muy fuertes en el Sena al pie de Notre Dame, vas a tomar un café en el bote que suele estar en este lugar y recargarás rápidamente. Cuando se construyó, Notre Dame era definitivamente un lugar de alta vibración, pero en mi experiencia ya no es así y el lugar de alta vibración se ha trasladado a donde está el bote. También hay mucha energía en el Parc de Bercy y en el Parc de Bagatelle. Los sitios de los antiguos mataderos de París, a menudo transformados en jardines, aún emiten una energía horrible y muy dañina.

Anteriormente, hablamos sobre las pérdidas de energía que pueden ocurrir durante un intercambio sexual con una persona que tiene un nivel de energía más bajo que el nuestro. Este fenómeno de vaso comunicante también ocurre, pero en menor medida, durante los intercambios no sexuales con otras personas.

Cuando dos personas se encuentran y se comunican, sus campos de energía se mezclan, se establece un flujo de energía y también un flujo de información. Conscientemente, generalmente percibimos solo una pequeña parte de todo lo que el cuerpo y el subconsciente captan durante un encuentro y un intercambio con otra persona. Al prestar atención a tus sueños, es posible que veas aparecer en ellos información relacionada con otras personas con las que has estado en contacto durante el día. También podemos cargarnos inconscientemente de información de desconocidos que han estado muy cerca de nosotros durante algún tiempo en el transporte público. De ahí la dificultad de interpretar ciertos sueños compuestos de información heterogénea. ¡Pero esta es otra historia!

Cuando las personas con las que te asocias son muy dañinas desde el punto de vista energético, tu subconsciente no deja de señalarte esto. Estas personas pueden aparecer en tus sueños como vegetación invasora, animales amenazantes o como personas que has conocido en el pasado. En los casos más graves, el subconsciente puede provocar terribles pesadillas para alertar a la conciencia.

Cuando nuestra intuición aún no está desarrollada, a veces puede haber un contraste sorprendente entre la evaluación de una persona que hacemos en el estado de vigilia y la que hace nuestro subconsciente. Confía siempre en la evaluación hecha por tu subconsciente. Es él quien tiene razón. Nunca se equivoca, siempre dice la verdad y no se deja llevar por las mentiras o la buena apariencia de las personas que te rodean. Cuanto más hayas desarrollado la comunicación entre tu consciente y tu subconsciente, más difícil será engañarte con discursos o apariencias. Podrás sentir de forma intuitiva y en tiempo real con quién estás tratando y si te están mintiendo.

Los estados emocionales negativos que experimentan algunas personas reducen temporalmente sus niveles de energía. La vibración energética que desprenden en estos casos, aun sin hablar de sus problemas, es desagradable. A menudo tiene el efecto de causar el distanciamiento instintivo de otras personas que se encuentran en estados mentales más positivos. En cuanto a las personas muy deprimidas que buscan activamente la compañía de los demás, porque casi siempre obtienen de ella un beneficio energético, todos instintiva y automáticamente queremos huir de ellas. Si no podemos huir de ellas, muy pronto sentiremos ciertos signos físicos y psicológicos de baja energía, incluso si la persona es encantadora y solo nos dice cosas bonitas.

Estos son algunos de los signos físicos más comunes de pérdida de energía cuando estás en contacto con otra persona:

Cuando tu energía es drenada por otra persona, puedes por ejemplo, tener hambre, querer picar algo o darte el gusto con una de tus adicciones (cigarrillos, alcohol, té, café, por ejemplo). Puedes sentir que tu plexo solar se anuda, sientes ansiedad, miedo, etc., sin ninguna razón aparente. Puedes sentirte aburrido o solo.

Una vez que tu interlocutor deprimido se haya recargado lo suficiente a costa tuya, solo tendrá una idea, huir de ti lo más rápido posible para detener el intercambio de energía y en ocasiones, terminará la conversación abruptamente buscando una buena excusa para irse. Tú querrás volver a quedarte con esa persona, porque entonces sentirás una carencia y una especie de frustración. Pero ella se marchará, aunque insistas en que se quede, porque si se quedara más tiempo contigo, al cabo de un tiempo el intercambio volvería a estar a tu favor. Recuperarías la energía que le diste a pesar tuyo y que aún no ha podido gastar.

Cuando se haya descargada de nuevo, la volverás a ver. Buscará activamente tu compañía nuevamente, pero solo si te has recargado adecuadamente mientras tanto; de lo contrario, buscará inmediatamente en otro lado.

Las personas que están deprimidas sin saberlo, que han adquirido el hábito de confiar en los demás desde una edad temprana ¡a menudo gastan su energía sin límites! Sienten el nivel de energía de los demás con notable eficiencia y acuden inmediatamente a las mejores y más accesibles fuentes de suministro.

Si por alguna razón te encuentras temporalmente en modo de depresión, este tipo de persona huirá instintivamente de ti, incluso si hasta el día anterior buscaba activamente tu compañía, ya que tú eras una de sus buenas fuentes de reposición. Aunque la hayas ayudado muchas veces durante su vida, huirá de ti en cuanto seas tú quien tiene un problema que te provoca un bajón importante de energía. No es una cuestión de moralidad o ingratitud, es puramente instintivo.

En el mundo moderno hay muchas más personas al borde de la depresión y con poca energía de lo que imaginamos, especialmente en los países ricos. Pueden ser mucho más dañinos desde el punto de vista energético que aquellos que buscan tratamiento para sus problemas en lugar de ir a recargarse regularmente con la energía de los demás. A veces son difíciles de detectar en el estado de vigilia, pero tus sueños siempre te dirán lo que realmente es.

Todos deberíamos conocernos mejor y no comportarnos como vampiros cuando estamos en déficit de energía. En cambio, deberíamos hacer uso de nuestros sueños para no perder nuestras energías y aprender a recargarnos mejor.

Si existiera un instrumento que pudiera medir el nivel de vitalidad de los seres humanos, sería adecuado realizar la medición luego de un tiempo de aislamiento, pues nuestro nivel personal de energía varía dependiendo de si estamos solos o con otras personas. Por ejemplo, si una persona tiene un nivel de energía alto porque suele recargarse con un grupo de personas (un líder político, un líder de equipo, una madre de familia numerosa, un cantante, un maestro), su nivel de energía caerá drásticamente cuando esté aislada por un tiempo y solo tenga su propia energía a su disposición. Por el contrario, las personas habitualmente aliviadas por su entorno verán subir su nivel de energía tras un cierto tiempo de soledad. Al comienzo del aislamiento, una persona que se beneficie de la carga habitual de un grupo disfrutará de estar sola siempre que tenga suficiente carga. A la persona que se encuentra en la situación contraria, generalmente le resultará difícil al principio estar sola, porque su energía será demasiado baja. Pero eso no durará, en cuanto se haya recargado lo suficiente, se dará cuenta de que se siente mucho mejor sola que con su entorno habitual.

Así es *más o menos* cómo funciona a nivel energético entre los seres humanos. Depende de ti hacer tus propios experimentos y observaciones. Por supuesto, a veces hay otras variables que entran en juego. Hay, por ejemplo, personas que tienen una energía tan poderosa que pueden cargar a otras personas incluso en grandes cantidades, sin sentir ningún inconveniente, porque tienen la capacidad de cargarse a sí mismos muy rápida y poderosamente. También tienen el don de causar sanaciones. Estas nos parecen "milagrosas", solo porque solo vemos el aspecto material de la existencia. Cualquier cosa que ya no funcione en el cuerpo debido a un bloqueo en el flujo de energía vital puede volver a funcionar instantáneamente si este bloqueo puede eliminarse con energía adicional traída al sistema. Esto no es del todo un milagro. Es simplemente una ley normal de la naturaleza invisible.

Incluso sin hablarte, una persona puede descargarte energéticamente con su mera presencia física, pero puede agravar la situación emitiendo también pensamientos negativos hacia ti. Veremos por qué los pensamientos negativos afectan la energía de los seres vivos.

5) Pérdida de energía debida a los pensamientos negativos y las emociones que despiertan

No hay nada más fácil que experimentar en nosotros mismos el efecto de nuestros pensamientos y las emociones que generan en nuestra forma física. En francés tenemos expresiones populares que también son muy claras en este sentido, decimos: *"tener nudos en el estómago"*, *"tener mala sangre"*, *"tener bilis"*, *"el amor da alas"*, etc.

El autor Balzac había observado muy bien el fenómeno del pensamiento y escribió:

"Quería contarte un secreto, aquí está: el pensamiento es más poderoso que el cuerpo, lo come, lo absorbe y lo destruye; el pensamiento es el más violento de todos los agentes de destrucción, es el verdadero ángel exterminador de la humanidad, a la que mata y vivifica, porque vivifica y mata. Mis experimentos se han hecho varias veces para resolver este problema, y estoy convencido de que la duración de la vida se debe a la fuerza que el individuo puede oponer al pensamiento; el punto de apoyo es el temperamento… Pensar es añadir llama al fuego."[10]

En el pasado, todo lo que se decía sobre el pensamiento y sus efectos sólo podía ser subjetivo. Ahora gracias a los avances tecnológicos, es posible objetivar la realidad energética de los pensamientos. Hace unos años, mientras visitaba una feria de innovación, vi en un stand a inventores que habían hecho una aplicación práctica inesperada del poder del pensamiento. Tuvieron la idea de

---

10*Les Martyres Ignorés*, t. X, pág. 1149 Balzac

amplificar las ondas que emite el cerebro cuando pensamos para permitir que los tetrapléjicos utilicen una computadora gracias a sus pensamientos.

Otros investigadores han observado los efectos del pensamiento en el agua. Sabiendo que nuestro cuerpo está compuesto por al menos un 65% de agua y que el agua es muy receptiva al pensamiento -como han demostrado magníficamente las fotografías extraídas de los experimentos realizados en su laboratorio por el investigador japonés Masaru Emoto- podemos concebir que el pensamiento puede contribuir a aumentar o disminuir nuestra energía.

Masaru Emoto[11] ha publicado varios libros que contienen fotografías a través de las cuales ha podido demostrar que el agua se presenta de una forma más o menos armoniosa según los pensamientos que le transmitimos. Contaba con un laboratorio y equipo adecuado para sus experimentos y fotografías. Es una suerte que compartiera sus resultados a través de sus publicaciones y que todos podamos, gracias a sus libros, admirar la belleza del agua cuando está bien informada, sacar provecho de eso para aplicar este conocimiento a nuestra salud y actuar favorablemente sobre el agua que nos rodea.

Masaru Emoto ha contado con el favor de los medios y sus libros han tenido mucho éxito. Afortunadamente para nosotros, tuvo mucha más suerte que el investigador francés Jacques Benveniste, cuya vida y carrera fue saqueada por sus pares, a causa de su trabajo sobre la

---

11 *Los mensajes ocultos del agua* , Masaru Emoto, Agua, memoria de nuestras emociones, Masaru Emoto

memoria del agua. Espero que algún día la comunidad científica le haga justicia, como a tantos otros inventores e investigadores cuyos descubrimientos se opusieron al dogmatismo científico de su época y/o ciertos intereses económicos. En Francia, el trabajo sobre la memoria del agua fue retomado por el profesor Luc Montagnier, premio Nobel, quien hizo justicia a Jacques Benveniste al afirmar en sus publicaciones que tenía razón.

A tu nivel, sin ser un gran investigador y sin tener un laboratorio, puedes realizar interesantes experimentos sobre las propiedades del agua que previamente habrás informado con tus pensamientos y tus emociones. Simplemente sosten un vaso de agua en tus manos y envíale tus pensamientos o imágenes, enfocándote en el punto en el medio de la frente. Entonces, puedes beber el agua informada justo antes de acostarte emitiendo mentalmente el deseo de percibir en sueño cómo esta agua informada por tus pensamientos actúa sobre tu cuerpo.[12]

---

12 También puedes probar de la misma forma agua que hayas expuesto al sol o la luna, agua de lluvia y también experimentar con poner un cristal en el agua y exponerla al sol con este cristal. También puedes probar las aguas de los lugares de apariciones marianas. Puedes ir a ver uno de mis videos sobre este tema en YouTube: *Efectos del cuarzo (cristal) en los sueños, experimento a realizar*. Si aún no has desarrollado la capacidad de recordar tus sueños, puedes hacer todos estos experimentos con estas diferentes aguas sobre plantas o sobre semillas que germinarás.
Mi canal :
https://www.youtube.com/@elsignificadodetussuenos

Todas las tradiciones espirituales del mundo han entendido bien la importancia del pensamiento y han establecido prácticas como la oración o la recitación de *mantras* para que los seres humanos, individualmente o en grupo, utilicen su facultad de pensar para elevar sus vibraciones.

Hoy en día, le damos cada vez menos importancia al contenido de nuestros pensamientos. Tanto es así que muchos no imaginan el efecto desastroso en su estado de salud de los libros, películas, información negativa y malsana que "consumen" todos los días en grandes cantidades, por aburrimiento e indiscriminadamente. Sin embargo, así como clasificamos los alimentos y rechazamos todo lo que no es comestible, también debemos elegir el alimento intelectual y emocional más favorable para nuestra salud psicológica. Si hay algo que recomiendo a las personas que están deprimidas es que dejen de leer libros deprimentes y de ver películas, videos y otras cosas deprimentes. Deben volcarse en lo posible a todo lo que pueda ayudarlos a salir de la nube tóxica de pensamientos depresivos que los envuelve constantemente y romper el círculo vicioso de pensamientos negativos, que solo atraen otros pensamientos, personas, problemas y eventos negativos a sus vidas.

Deberíamos hacer diariamente ejercicios de pensamiento positivo por la mañana cuando nos levantamos y por la noche cuando nos acostamos y elegir sabiamente nuestros alimentos intelectuales para que nos hagan bien en lugar de agotar nuestra energía y nuestra inmunidad.

Ya hemos dado la vuelta a las principales situaciones de alto gasto energético, a saber: la alimentación, la sexualidad, los intercambios con los demás, los pensamientos y las emociones que los acompañan. Por supuesto, también perdemos energía trabajando o haciendo deporte. Todo el mundo lo sabe y todo el mundo sabe también que siempre hay que dedicar tiempo a la recuperación para no dañar la salud por trabajar demasiado o hacer demasiado deporte.

Ahora veamos cuáles son las mejores formas de ganar energía.

Capítulo 2: Cómo podemos ganar energía

1) Aprende cómo dejar de desperdiciar energía en las situaciones más comunes de pérdida de energía

En primer lugar, puedes ganar energía en lugar de perderla manejando sabiamente las situaciones que hemos visto anteriormente: alimentación, sexualidad, forma de pensar, intercambios con los demás, lugar de vida, trabajo y deporte. Incluso si has estado perdiendo energía en estas situaciones durante mucho tiempo, nunca es demasiado tarde para cambiar inteligentemente tus hábitos y revertirlo a tu favor.

Te remito a mi libro *Sueños Y Salud*, que te ayudará a tomar decisiones más sabias con la ayuda de tus sueños. Podrás consultar con gran provecho los sitios de Internet que dan consejos sobre la alimentación natural, las prácticas de ayuno y la medicina alternativa. No tendrás problemas para encontrar videos, sitios y libros en Internet. Encontrarás seguidores de todo tipo de dietas, vas a escucharlos y haz tus propios experimentos utilizando tus sueños y observando tu cuerpo. Eventualmente encontrarás la dieta que funcione mejor para ti. Pero no olvides que ésto puede cambiar con el tiempo, según las estaciones y los lugares. Así que mantente siempre atento a tus sueños y a tu cuerpo para adaptarte constantemente.

2) Conéctate a la fuente de suministro más poderosa

Algunas personas deprimidas que no han entendido o no intentan entender por qué están deprimidas y cómo podrían remediarlo, han tomado la costumbre, más o menos conscientemente, desde muy jóvenes de cargarse con las personas de su entorno. Esto es, por supuesto, vampirismo energético, un fenómeno que es mucho más común de lo que imaginamos. Ocurre con frecuencia en la vida matrimonial y algunos creen estar enamorados de su pareja cuando sólo necesitan su vitalidad, sin la cual se sienten mal.

Sin embargo, hay formas de cambiar, de volverse energéticamente autosuficientes y de tener verdaderas relaciones amorosas con los demás, en lugar de depender de su energía. La más poderosa de ellas es restablecer la comunicación con nuestro *ser interior*, prestando atención a los mensajes que nos comunica a través de nuestros sueños.

El simple hecho de despertarse tranquilamente por la mañana y empezar el día anotando en paz los sueños, es una especie de meditación que hace aflorar emociones, recuerdos y sensaciones. Este simple trabajo personal permite hacer circular mejor la vida dentro del cuerpo y desbloquear los posibles nudos de energía. Además, ayuda a restablecer la comunicación entre tu *ser interior* (superconsciencia, alma, llámalo como quieras) y tu mente consciente.

Poco a poco podrás recordar tus sueños con más facilidad y ya no podrás prescindir de comenzar tu día con este agradable ritual, porque sentirás que es una forma muy poderosa de recargar energías y desbloquear tus energías corporales.

Al observar tus sueños y cómo se relacionan con tu realidad, llegarás a conocer mejor tu cuerpo y tu mente. Tus sueños te mostrarán tus bloqueos psicológicos y te ayudarán a liberarte de ellos. Cuantos menos bloqueos psicológicos tengas, mejor podrá circular la energía dentro de tu cuerpo y tendrás más vía libre para establecer una comunicación efectiva entre tu mente consciente y tu *ser interior*. Esto abrirá la puerta a tu fuente personal de energía, que es abundante e inagotable. También puedes llenarte de energía en el estado de sueño y despertarte por la mañana con una maravillosa alegría de vivir.

Ciertas actividades creativas realizadas en estado de vigilia, que varían de una persona a otra, también permiten reconectarse con el propio *ser interior* y beneficiarse de su abundante fuente de energía. Lo mismo ocurre con la meditación.

A través de la observación de tus sueños, podrás darte cuenta de que la mente consciente y su racionalidad consumen mucha más energía de la que dan. También encontrarás que cuando actúas de acuerdo con las necesidades de tu *ser interior*, tus sueños se vuelven más hermosos, más brillantes y sientes plenitud y alegría en tu vida, independientemente de tus circunstancias materiales.

En otras palabras, lo que más nos recarga de energía es actuar de acuerdo con nuestras necesidades profundas, con nuestra alma. Todavía es necesario saber quiénes somos realmente en lo más profundo de nosotros mismos, cuáles son nuestras necesidades reales y qué hemos venido a hacer a este mundo.

Las respuestas a todas estas preguntas aparecen regularmente en nuestros sueños, pero generalmente las ignoramos cuando parecen estar en completa contradicción con las ambiciones que albergamos en el estado de vigilia, las opciones de vida que ya tenemos.

La mejor manera de tener un alto nivel de energía que hará que la depresión sea casi imposible es vivir una vida en sintonía con nuestra alma y sus necesidades profundas. En algún momento de mi vida recibí este consejo en un sueño:

"Haz lo que amas y ve adonde eres amada".

Este sueño había sido precedido por otros sueños recurrentes que me indicaban que estaba en el camino equivocado.

Aquí hay algunos temas de sueños comunes que muestran a las personas que los han tenido, que han tomado el camino equivocado y están perdiendo su energía:

- Soñamos que ya no podemos conducir nuestro coche correctamente, que tenemos mucha dificultad para circular por una carretera oscura donde ya no vemos nada.

- Soñar que nuestro avión se estrelló, o que caímos desde lo alto de una montaña o de un edificio muy frecuentemente se relaciona con la pérdida de los ideales espirituales y la pérdida del contacto con el ser interior. Esto da como resultado que estemos cayendo al suelo, es decir, a una vida puramente material y de bajas vibraciones.

- Soñar con problemas con medios de transporte muy ligeros como bicicletas, monociclos o incluso patines del diablo, frecuentemente indica una pérdida de libertad debido a elecciones de estilo de vida erróneas.

- Los sueños de casas abandonadas se refieren muy a menudo a lo que los chamanes llaman "pérdida del alma". Invitan al soñador a encontrar su verdadero camino en la vida reconectando con sus aspiraciones más profundas.

Una de las formas más poderosas de caer en la depresión es hacer elecciones de vida que no tienen en cuenta las necesidades del *ser interior* y que solo están dictadas por aspectos externos a nosotros mismos: materiales, familiares, sociales, etc.

Cuando sucede que vas por un mal camino, puede ser que al principio todo te vaya bien en tu estado de ánimo y energéticamente. Pero después de un tiempo, sentirás una carencia, un vacío y comenzarás a perder tu impulso, tu entusiasmo, tu resplandor y tu gusto por la vida. Te volverás más aburrido, menos vivo, menos atractivo y pensarás que simplemente has envejecido. Por ejemplo tienes alma de artista, pero por miedo a la pobreza y al fracaso, eliges una profesión que no te gusta, pero que te aporta seguridad material. Puedes sentirte satisfecho a pesar de esta elección por cierto tiempo. Pero después empezarás a ver signos de déficit energético en tu vida como aburrimiento, soledad, dificultad para levantarte por las mañanas, sensación de carencia que intentarás suplir lo mejor que puedas, o bien problemas psicosomáticos o fatiga crónica.

Todo ésto es porque ya no tienes acceso a tu poderosa fuente personal de abastecimiento, porque has elegido actividades en las que tu *ser interior* no viene a participar. Y es a través de él que mejor nos abastecemos de energía. También puedes empezar a soñar con casas abandonadas.

Si, por el contrario, has tomado a veces a pesar del miedo y de los obstáculos de los comienzos, el camino que te dictó tu alma, siempre te sentirás feliz. Todas las actividades que realices con gusto, entusiasmo y amor, recargarán tu vida. Aunque a veces te traigan apenas lo suficiente para vivir o te obliguen a ejercer al mismo tiempo un trabajo para poder comer, estarás vivo, serás fiel a ti mismo y rebosarás de vida. Eso no tiene precio.

Obviamente lo ideal sería poder vivir siempre de acuerdo con las propias necesidades internas, teniendo la posibilidad de satisfacer todas las necesidades materiales de la existencia. Pero por lo general necesitamos tan poco cuando hacemos lo que realmente amamos. ¿Que valen las posesiones materiales no esenciales en comparación con la vida, la felicidad, la buena salud y la longevidad que resultan de una vida vivida en armonía con las necesidades de nuestro *ser interior*? ¡No mucho en realidad! Si la riqueza material realmente trajera felicidad, nunca habría suicidios y depresión entre los ricos de este mundo.

No siempre es fácil tomar decisiones informadas utilizando solo nuestra racionalidad, que no tiene suficiente información y que está a merced de las manipulaciones y la programación de nuestro entorno. Es hacia los sueños que uno debe volverse en busca de guía.

Al adquirir el hábito de observar tus sueños, sabrás muy rápidamente si has tomado malas decisiones para tu vida. Tus sueños nunca dejarán de hacerte saber si te has embarcado en un camino que te llevará a la infelicidad o a la depresión.

Si has aprendido a comprender tus sueños, eso te permitirá reaccionar de inmediato y tomar decisiones más apropiadas que te ayudarán a evitar caer en un callejón sin salida, que eventualmente te llevará a la depresión. Es mejor que esperar a encontrarse completamente deprimido, perdido y sin suficiente energía vital para poder recuperarse.

Al alertarnos temprano de nuestros errores y sus consecuencias en términos de nuestra vitalidad, nuestros sueños nos permiten orientarnos mejor en la vida y administrar mejor nuestra energía. En esta área, la paleta simbólica de los sueños es inmensa y depende de cada uno hacer un trabajo personal para comprender sus propios símbolos oníricos.

Mi libro *El Significado de los Sueños*, explica cómo hacer esto de manera efectiva.

Sin embargo, hay en el sueño como en la realidad, tantas señales de advertencia de la instalación de estados depresivos (es decir, señales que muestran que la energía vital está cayendo) que son válidas para todos nosotros.

Si ya estás en un estado depresivo porque has estado aislado de tu *ser interior* durante mucho tiempo, casi nunca es demasiado tarde, pero probablemente necesitarás un impulso de energía externa para volver a la dirección correcta.

3) Obtén ayuda temporal para volver a recuperar si ya te falta demasiada energía para hacerlo solo

Cuando nos encontramos deprimidos, vibramos en una frecuencia que atrae todo lo que vibra en la misma frecuencia, es decir, todas las ideas, personas, situaciones deprimentes. Es un círculo vicioso del que a veces es extremadamente difícil salir sin ayuda externa.

Las personas deprimidas solo ven el lado malo de todas las soluciones que las personas cercanas pueden presentar para ayudarlas, son particularmente pesimistas e inactivas. Ya no tienen la energía para salir de su condición por sí mismas y a veces, ni siquiera la fuerza para ir a consultar a un médico.

En este caso, es a los parientes a los que aconsejo hacer algo para ayudar a las personas deprimidas. Es mejor no actuar solo, porque se corre el riesgo de deprimirse en lugar de la persona a la que queremos ayudar, es mejor formar un grupo cuya energía apoye a la persona deprimida. Este es el principio de los grupos de oración, pero también puedes hacerlo fuera de cualquier marco religioso.

Alrededor de mis veinte años, como parte de mi investigación sobre la energía humana, seguí a un grupo de sanación del norte de Francia durante varios meses. Fui a sus sesiones como observadora, luego me enteré de los resultados obtenidos por las personas que habían sido tratadas allí.

Este grupo obtuvo resultados sorprendentes para todo tipo de enfermedades, incluso para la depresión, pero no para todos los pacientes. Las sesiones comenzaban con una armonización de las energías de los sanadores. Para ello, todos formaban un círculo tomándose las manos y rezando para la sanación de los enfermos. Una vez lograda la armonización, cada una de las personas del grupo imponía las manos y magnetizaba a uno de los pacientes. Luego descubrí a través de mi investigación que ni siquiera es necesario estar físicamente presente y actuar sobre el cuerpo físico mediante la imposición de manos, para beneficiarse de la energía que nos envía un grupo de personas que desean ayudarnos. Puedes experimentar esto por ti mismo, uniéndote a uno de los muchos grupos de oración y sanación que existen en todo el mundo. Puedes encontrarlos fácilmente en Internet, especialmente en los Estados Unidos. Yo así "ayudé" a varias personas pidiendo a los grupos que oraran por ellas. Es también en Europa función de la Iglesia "decir misas" para ayudar a las personas en apuros.

¿Cuál es la explicación de este fenómeno? Te dije arriba que cuando dos personas se encuentran, si una tiene mucha más energía que la otra, después de un tiempo la energía de la persona más viva se transmite a la otra por efecto de los vasos comunicantes. La energía de un grupo puede igualmente transmitirse intencionadamente a una determinada persona. La ventaja de un grupo bien constituido es que genera mucha más energía que la suma de las energías de cada uno de sus participantes.

Gracias a las computadoras, hoy en día realmente no es complicado formar un grupo para ayudar a una persona deprimida, incluso desde muy lejos.

Para terminar con las ayudas externas, me gustaría destacar lo interesante que es la acupuntura para prevenir o aliviar la depresión. Permite que la energía circule mejor en el cuerpo eliminando los bloqueos, aumentando así la vitalidad y mejorando considerablemente el estado psíquico. Además, el acupunturista estimula y aumenta temporalmente las fuerzas vitales del paciente, porque le transfiere parte de su energía.

La naturaleza es una reserva de vida. Si estás deprimido ve a recargarte con ella, especialmente con los árboles. Ve a respirar, ponte al sol. Disfruta de la energía y del efecto relajante del agua que fluye. Disfruta de las bondades del mar en el que a lo largo del día se ha acumulado la energía solar.

Obviamente, las ayudas humanas externas deben ser temporales y darte un impulso para que puedas recuperarte y tener la fuerza para reaccionar y volverte energeticamente autosuficiente. De lo contrario, te convertirás en una carga para los demás y no podrás vivir tu verdadera vida y prosperar. Lo primero que debes hacer, si te has beneficiado de ayuda externa y te sientes mejor, es *"limpiar"* tus pensamientos y sobre todo cambiar tus fuentes de suministro de información para que dejes de perder tu energía.

4) Cambia tus fuentes de suministro de información

Hablé antes sobre el efecto del pensamiento y las emociones en el cuerpo humano. Los medios de comunicación actuales: libros, películas, periódicos, tienen un efecto particularmente deprimente sobre la población.

Éric Caumes, jefe del departamento de enfermedades infecciosas del hospital Pitié-Salpêtrière, le dijo a BFMTV el 15 de noviembre de 2020:

*"La tasa de depresión está aumentando de forma espectacular en la población general, **del 10 % a finales de septiembre al 21 % a principios de noviembre**. Se duplicó en seis semanas".[13]*

Según él, este aumento habría sido causado por las restricciones vinculadas al confinamiento durante la pandemia del coronavirus.

Si bien es cierto que la restricción de libertades no es en sí misma un acontecimiento feliz, muchas personas han aprovechado este tiempo de respiro que les ha brindado el confinamiento para aumentar su energía en lugar de deprimirse. Soy una de ellas y aproveché de este periodo para relajarme, escribir nuevos libros, reflexionar y cuidar mi cuerpo. Pero, para poder sentirme bien durante todo este periodo, me vi obligada a dejar de informarme, porque los medios de comunicación eran particularmente inquietantes. En general me informo muy brevemente a través de la prensa digital, porque hace tiempo que decidí liberarme de la televisión. Pero esta vez entendí que tenía que parar todo y enfocar mi mente en otros temas para escapar de la nube muy tóxica que creaban los medios y el miedo que levantaba entre la población. Realmente no es de extrañar que la tasa de depresión haya aumentado drásticamente durante el

---

13https://www.rtl.fr/actu/debats-societe/coronavirus-un-infectiologue-alerte-sur-une-forte-hausse-du-taux-de-depression-7800923174

confinamiento y ésto se debe principalmente a la negatividad de los medios de comunicación.

En el pasado, cuando Internet no existía, me organizaba para no tener que sufrir las energías negativas de los medios pidiéndole a mis amigos y parientes que me comunicaran solo información importante y esencial, como avisos de huelga de transporte e información positiva. Fue perfecto y pude ver que la información positiva es extremadamente rara en los medios, que hay poca información esencial y que la mayoría de la información en los medios es negativa, falsa y provoca ansiedad y que podemos absolutamente prescindir de ella.

Los medios de comunicación se utilizan cada vez más para la propaganda y para sembrar el miedo y las emociones negativas. Se emplean en dañar el ánimo de poblaciones enteras. ¡Se podría creer que están subvencionados por los laboratorios farmacéuticos que venden los antidepresivos!

Organízate de forma inteligente para mantenerte informado del mínimo esencial y evitar al máximo el estrés provocado por las imágenes emocionalmente impactantes.

No mires las noticias diarias mientras comes o justo después. Porque aunque conscientemente pienses que no te molestan, con un poco de autoobservación verás fácilmente que actúan en profundidad y perturban tu digestión.

Los medios actuales se han alejado por completo de su papel informativo y se han convertido en herramientas de propaganda, desinformación y manipulación. Mientras sea así, lo mejor que podemos hacer desde el punto de vista individual y colectivo es darles la espalda y buscar otras fuentes de información que sean más objetivas, más respetuosas, veraces y positivas.

Mentir no hace ningún bien a nadie desde el punto de vista energético. Los antiguos egipcios observaron hace mucho tiempo que mentir trae enfermedad y pobreza, tanto en los individuos como en la sociedad. Esto es algo que puedes comprobar fácilmente al observar cómo disminuye tu tono muscular cuando mientes.

Ahora veamos algunos signos tempranos de pérdida de energía.

Capítulo 3: Algunos signos tempranos fáciles de detectar de baja energía

Antes de hablarte de los signos oníricos más comunes de pérdida de vitalidad, me gustaría comenzar con un breve recordatorio de lo que debe ser la normalidad en la vida real, en los sueños y con respecto al sueño de un ser humano sano.

1) ¿Qué es la normalidad en el ámbito del sueño, de los sueños y del despertar?

a) Poder dormir toda la noche sin tener que levantarse para ir al baño

Normalmente, se debe dormir profundamente, sin levantarse varias veces por la noche para ir al baño. Tener que levantarse varias veces durante la noche, a menos que haya bebido mucho antes de acostarse, indica que hay un problema que debe abordar. Muchas veces se trata al principio, de una simple compresión de la vejiga provocada por unos intestinos congestionados y llenos de gases que ocupan mucho más espacio en el vientre, en detrimento de los demás órganos. Los gases también pueden provenir de una mala digestión o de una comida pesada antes de irse a dormir.

b) La normalidad en referencia con los sueños

Deberías poder recordar fácilmente tus sueños, especialmente los que tienes justo antes de despertarte. Tus sueños deben ser animados, coloridos, brillantes y variados. Deben ayudarte a solucionar tus problemas y a conocer el estado de funcionamiento de tu organismo. También deben proyectarte hacia tu futuro. Es decir, en el estado de sueño, normalmente y casi todas las noches deberías ver fragmentos de tu futura vida de vigilia al día siguiente. Veamos estos diferentes puntos con más detalle.

Normalmente, nuestros sueños deberían proyectarnos hacia nuestro futuro.

A través de mi investigación, he observado que una de las funciones más importantes de los sueños es "construir" nuestro futuro. No soy la única persona que ha notado esta interesante función de los sueños, Edgard Cayce también la había observado. Había afirmado que lo que experimentamos en la realidad se concibió primero en el estado de sueño.

Al observar tus sueños y sus vínculos con tu realidad, también podrás ver que, contrariamente a lo que comúnmente se cree, no es la mente consciente la que impulsa el rumbo de nuestra existencia, sino nuestro ser *interior*. Es cierto que la mente consciente juega un papel importante en ésto, pero es nuestro *ser interior,* nuestro subconsciente el que construye nuestra realidad, a veces con mucha antelación y con una precisión bastante sorprendente. Observé que mis sueños cada noche fabrican mi futuro del día siguiente, pero que durante mi vida ciertos acontecimientos aparecían en mis sueños de forma clara y precisa mucho antes de que ocurrieran en la realidad, a veces hasta varios años antes.

Normalmente, una pequeña parte de nuestros sueños debería mostrarnos nuestros problemas psicológicos.

Además de fabricar nuestro futuro, los sueños también nos ayudan a resolver nuestros problemas del pasado, es decir esencialmente nuestros problemas psicológicos. Normalmente, deberías tener algunos sueños de tipo psicológico aquí y allá entre todos tus otros sueños. Tenemos más sueños de tipo psicológico durante los períodos de descanso y soledad. De hecho, los sueños de tipo psicológico tienden a ser más numerosos cuando no estamos muy activos en la vida de vigilia, porque nuestro *ser interior* utiliza entonces la energía extra puesta a disposición por la inactividad para hacer reparaciones en nuestra psique y, a veces también en el cuerpo.

Cuantos más problemas psicológicos hayas resuelto, más energía tendrás para otras categorías de sueños. De ahí la importancia de hacer un trabajo interior para conocerte a ti mismo. A través de este trabajo, podrás tomar plena conciencia de tus bloqueos emocionales, tus heridas y tus traumas psicológicos, a veces profundamente enterrados y que minan tu energía. Puedes superar todos estos bloqueos, solo o con la ayuda de un psicólogo. Esto se traducirá en un aumento de tu vitalidad.

Normalmente parte de nuestros sueños deben darnos información sobre el estado de nuestro cuerpo

Cuando estamos en estado de vigilia, nuestro cerebro recibe constantemente información de todas las partes del cuerpo. A veces somos conscientes de parte de esta información cuando desencadena procesos desagradables como dolor, entumecimiento, escalofríos o sofocos. Cuando dormimos, el cuerpo no deja de enviar su información al cerebro. Incluso aprovecha para comunicarse aún mejor con él, ayuda a desencadenar sueños en el cerebro destinados a hacernos reaccionar para evitar que nos enfermemos. Son parte de la normalidad aquellos sueños que se relacionan con el estado y las necesidades del cuerpo. Esta es una de las funciones más importantes de los sueños.

Los sueños que se relacionan con el estado de nuestro cuerpo pueden ser perfectamente claros y no requerir interpretación. Pero, la mayoría de las veces son simbólicos y los símbolos más frecuentes que representan el cuerpo son:

- Las casas con sus diferentes estancias y los problemas que allí podemos encontrar y que se relacionan con los diferentes órganos del cuerpo. Por ejemplo la cocina se relaciona con el sistema digestivo, el baño con los riñones, la instalación eléctrica con el sistema nervioso, las tuberías con las venas, el desván y el techo con la cabeza, las paredes con las paredes intestinales, etc.

- La naturaleza.

- Las ciudades.

Encontrarás en mi libro: *Sueños Y Salud,* muchos ejemplos de tales sueños e información importante con respecto a la salud del cuerpo.[14]

c) Normalidad en el despertar

Cuando estamos sanos, nos despertamos renovados y de buen humor. No necesitamos motivarnos para levantarnos de la cama y ocuparnos de nuestros asuntos.

---

14 *Sueños Y Salud*, Anna Mancini, Buenos Books America

Recordamos sin esfuerzo muchos de nuestros sueños. Especialmente los que tuvimos antes de despertar.

Nuestros sueños son interesantes y nos ayudan a comenzar bien el día con grandes ideas e imágenes. A veces podemos despertarnos con gran alegría. Esto a menudo se debe a un aumento de la vitalidad durante la noche, provocado por una noche de sueño excepcionalmente reparadora.

2) ¿Qué es anormal y señala pérdidas de energía?

Ya tenemos problemas de energía y ya no estamos en el rango normal de buena salud y vitalidad, cuando tenemos:

-Sueño inquieto, insomnio y pesadillas.

- Despertares frecuentes, sueño demasiado ligero.

- Un tiempo de sueño demasiado corto o demasiado largo.

- Dificultad para conciliar el sueño y para levantarse.

-Una ausencia casi total, durante un largo período de recuerdos de nuestros sueños.

- Cansancio al despertar que provoca la necesidad de tomar estimulantes (té, café, etc.) para ponernos en marcha por la mañana.

- Un sentimiento persistente de tristeza y soledad.

- Un sentimiento de aburrimiento y vacío ante la vida.

- Un sentimiento de pérdida ó vacío emocional.

3) Los signos oníricos que revelan poca energía, que luego pueden conducir a la depresión

Cuando ya no hay suficiente energía o vitalidad en el cuerpo, los sueños comienzan a cambiar. Se vuelven menos coloridos, más repetitivos, menos interesantes y más aburridos. Si en esta etapa no hacemos nada para aumentar nuestro nivel de energía, se vuelven cada vez más tristes y grises.

Hay una gran ley de energía que es la ley de resonancia. Debido a esta ley, atraemos en el mundo de los sueños y también en el mundo real todo lo que resuena con nuestro propio campo de energía ya sean experiencias, ideas, personas, situaciones.

Si nuestro campo de energía es demasiado bajo atraeremos experiencias, situaciones, ideas, sensaciones, comunicaciones desagradables para nosotros en el estado de sueño y seremos cada vez más propensos a las pesadillas y a los sueños angustiosos y oscuros. Es un círculo vicioso que se establece y nos empuja más y más hacia abajo.

Las personas energéticamente sanas, pero que no prestan atención a sus sueños, obviamente no pueden notar los cambios en sus sueños causados por una disminución energética. En consecuencia, no pueden tomar las medidas necesarias para remediar de inmediato sus fugas de energía.

Todos deberíamos adquirir el buen hábito de observar regularmente nuestros sueños. Es la mejor inversión de tiempo que podemos hacer para nuestra salud física y psicológica. Gracias a los sueños podemos aprender a gestionar mejor nuestra energía, a mantenerla siempre en un nivel suficiente para evitar la depresión. ¿Por qué pasar por tal calvario y convertirnos en prisioneros de las drogas antidepresivas y de sus efectos secundarios, cuando nuestros sueños están ahí para ayudarnos?

Soy una soñadora entrenada y si me encuentro pasando varios días seguidos sin recordar mis sueños con facilidad, tomo medidas inmediatas para remediar la situación. No solo no quiero deprimirme, sino que creo que sin los sueños me perdería la mitad de mi vida. He observado que esta dificultad para recordar mis sueños a menudo proviene de la fatiga (de la que en esta etapa no tengo conciencia en el estado de vigilia) provocada por diversas circunstancias, que corrijo inmediatamente tomando las medidas necesarias.

Nadie, excepto si en caso de shock psicológico extremo, cae en depresión de la noche a la mañana. Afortunadamente para todos nosotros, la disminución de la vitalidad es paulatina y mientras no sea muy importante, es mucho más fácil remediarla porque todavía tenemos suficiente energía para actuar y para alimentar nuestra voluntad.

No faltan las formas conocidas de ayudarnos a recargar nuestra energía cuando empezamos a sentirnos mal. Van desde el descanso, al aligeramiento de las comidas, al ayuno, al contacto con la naturaleza, a los baños de sol, aire, agua de mar o aguas termales, a la acupuntura, al pensamiento positivo, yoga, respiración profunda, masajes, vitaminas, etc. También hay medios poco conocidos que se utilizaron con éxito en Francia y en otros países, antes del desarrollo del poder de la industria farmacéutica.

Ahora les voy a contar algunos descubrimientos interesantes sobre la energía humana.

Capítulo 4: Tecnologías de revitalización poco conocidas

1) La invención del *"rayo violeta"* y su uso médico

Supongo que ya conoces a Nikola Tesla.[15] ¡Es tan famoso por sus inventos tecnológicos en el campo de la electricidad! Estos han cambiado el mundo y la mayoría de nuestras tecnologías modernas se basan en ellos. Pero probablemente no has oído hablar de los inventos

Nicolas Tesla

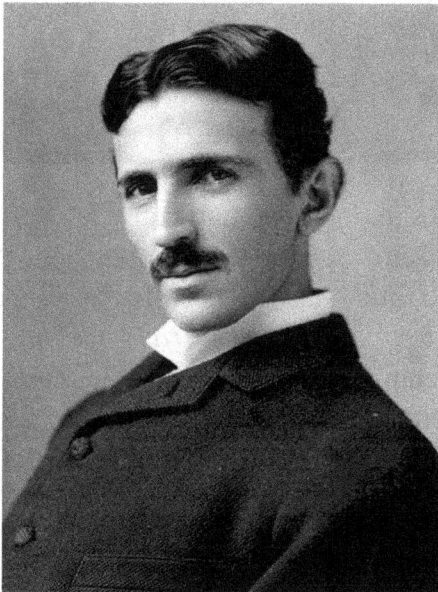

---

15 Fotografía de Nikola Tesla:
https://commons.wikimedia.org/wiki/File:Tesla_circa_1890.j
pe

médicos de Nikola Tesla. Entre estos, el *"rayo violeta"* había sido un gran éxito en los Estados Unidos con la comunidad médica y también con el público en general.

El *"rayo violeta"* puede tratar una gran variedad de

Video YouTube sobre el rayo violeta de Tesla
https://youtu.be/iafoQ4b5cjo

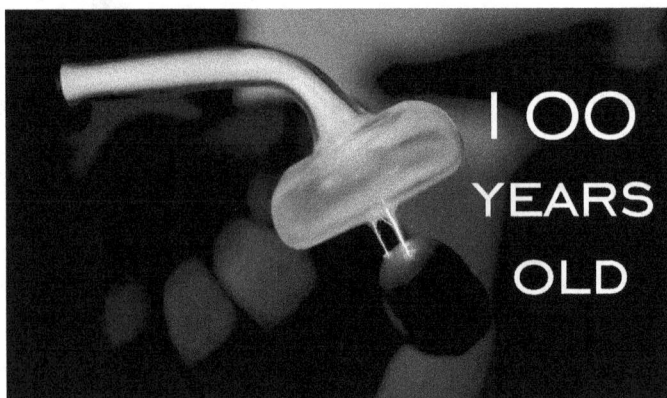

problemas de salud al dinamizar la circulación electromagnética en las células humanas y al permitir, gracias al ozono que genera, desinfectar el cuerpo y liberarlo de ciertos parásitos. El *"rayo violeta"*, por lo tanto, actúa directamente sobre la circulación de energía en las células y en todo el cuerpo.

A principios del siglo XX, el *"rayo violeta"* se vendía en todo Estados Unidos. Su precio era muy asequible y aparecía en los catálogos de las principales empresas de venta por correo.

La comunidad médica también lo había adoptado. El rayo violeta de los médicos era más caro y más sofisticado que el que se vendía al público en general. Muchos eran los médicos que se habían dotado de maletines que contenían el rayo violeta y un surtido de electrodos de diversas formas, destinados a las diferentes partes internas o externas del cuerpo. Puedes ver fotografías de estos maletines en el siguiente sitio:

http://electrotherapymuseum.com/MuseumVioletRays.htm

Quienes entiendan inglés podrán leer con gran interés los informes de los médicos de la época sobre los resultados que obtuvieron y los protocolos de tratamiento que utilizaron.[16] Algunos médicos incluso han escrito que el uso diario del rayo violeta en la cabeza durante al menos seis meses permite el crecimiento, pero también el regreso del color natural del cabello. Encontrarás algunas referencias en la bibliografía.

Desafortunadamente, después de la guerra, la industria farmacéutica estadounidense, que ya había adquirido cierto poder, lanzó una campaña de propaganda para mantener al público en general alejado de estos dispositivos de electroterapia debido a su supuesta peligrosidad. Poco a poco, bajo el falso pretexto de proteger a los pacientes, estos dispositivos fueron prohibidos en el ámbito médico. Sus fabricantes fueron llevados ante los tribunales y se prohibió la fabricación de estos dispositivos en los Estados Unidos.

---

16 Eberhart, Nuevo México (1920). *A Working Manual of High Frequency Currents,* Chicago, IL: New Medicine Publishing Co., págs. 319.

Los medios de comunicación, a sueldo de las grandes industrias farmacéuticas, propagaron efectivamente sus mentiras. Difundieron ampliamente la idea de que el ozono era malo para la salud al igual que *los rayos ultravioletas*. Decían que el *"rayo violeta"* había provocado graves accidentes, etc. Esta propaganda masiva lamentablemente dio sus frutos, en gran beneficio de las finanzas de la industria farmacéutica.

¡Pero tantos estadounidenses lo habían usado con éxito durante años! Edgar Cayce, de quien te hablé más arriba y que era capaz en estado de trance hipnótico de diagnosticar con gran precisión los orígenes de las enfermedades de los consultantes y prescribirles con la misma precisión los remedios adecuados, había aconsejado en más de 900 consultas el uso del rayo violeta para la curación de una amplia variedad de problemas de salud.

Las transcripciones de las sesiones de Edgar Cayce todavía están disponibles en la asociación que fundió. He aquí su sitio de Internet:

www.edgarcayce.org

Gracias a Edgar Cayce, el conocimiento de los efectos beneficiosos para la salud del *rayo violeta* de Nikola Tesla continúa circulando en los Estados Unidos. Lamentablemente, su fabricación quedó prohibida y fue necesario comprarlo en otros países.

Nikola Tesla era de origen serbio y viajaba regularmente a los países del Este donde también difundía su rayo violeta. Mientras este interesante dispositivo fue desapareciendo gradualmente del mercado en los Estados

Unidos a favor de los medicamentos alopáticos, continuó fabricándose y usándose en los países del Este.

Es gracias a estos países que el conocimiento tecnológico para fabricar el rayo violeta de Tesla fue nuevamente difundido en todo el mundo. Hoy en día, el *rayo violeta* se fabrica principalmente en China y se puede encontrar en la sección de "cosméticos" de la mayoría de los principales sitios minoristas en línea.

En *YouTube*, no faltan testimonios de los beneficios del rayo violeta para la piel, y el cabello.

Edgard Cayce afirmaba que el rayo violeta permite una mejor circulación sanguínea y linfática en el lugar donde se aplica y también la desinfección gracias al ozono. (El ozono se está utilizando cada vez más en estos días para desinfectar el agua de las piscinas, y vimos que en China durante la pandemia de COVID circulaban robots de desinfección con ozono en los hospitales de Wuhan).

Fui informada de la existencia del rayo violeta gracias a los informes de las consultas de Egard Cayce. Compré uno que probé en la piel y en la cabeza. Los resultados son notables. Esto prueba que la salud del ser humano depende también de la buena circulación de la energía en su organismo, lo que a su vez permite una mejor circulación sanguínea, nerviosa y linfática. El estado de la piel mejora visiblemente con la energía del rayo violeta, mientras que cuando me lo paso por la cabeza, mi cerebro está mucho más "activo" hasta el punto de que tengo que evitar hacerlo por la noche.

Se dice que las ideas están en el aire y es común que debido a este fenómeno se presenten solicitudes de patentes para una misma invención casi al mismo tiempo, por diferentes personas, en países muy distantes. Esto sucedía a menudo, incluso cuando todavía había muy pocos medios de comunicación internacionales. Este fenómeno también se verificó con la invención del rayo violeta.

Mientras Nikola Tesla inventaba el rayo violeta en los Estados Unidos, Darsonval había hecho el mismo invento en Francia. Encontrarás un artículo muy interesante y detallado sobre Darsonval en Wikipedia.

https://fr.m.wikipedia.org/wiki/Arsène_d%27Arsonval

Si quieres conseguir esta supuesta *"máquina cosmética"* en Internet, será más fácil, en Europa, encontrarla escribiendo" en un buscador *"Darsonval"* en vez de *"rayo violeta*.

Nikola Tesla y Darsonval habían demostrado de manera concreta la importancia de la dimensión energética de la vida humana. Habían abierto un enorme y prometedor campo de investigación científica en el ámbito de la energía humana y de la curación energética de enfermedades. Otros investigadores continuaron su impulso y entre ellos, en particular, Georges Lakhovsky.

2) La invención del oscilador de ondas múltiples y su uso en hospitales

Georges Lakhovsky, fue un ingeniero franco-ruso. En la década de 1940, había desarrollado un oscilador de ondas múltiples destinado a restaurar la salud de los seres humanos mediante el reequilibrio de su campo de energía.

Tuvo mucho éxito, tanto que su oscilador llegó incluso a utilizarse en hospitales de Francia y también de Italia. Los médicos que lo usaron habían publicado informes sobre los excelentes resultados que obtuvieron con esta máquina.

Si estás interesado, puedes encontrar testimonios y relatos de estos médicos en los libros publicados por Georges Lakhovsky.[17] También encontrarás muchas publicaciones médicas en italiano en las que los médicos de la época hablaban de los sorprendentes resultados que obtenían. Hay muchos casos de curaciones de enfermedades graves como cánceres terminales.

Todo esto sucedió en la década de 1940. En 1945, Georges Lakhovsky huyó de la Francia ocupada por los nazis y se exilió en los Estados Unidos, donde continuó su trabajo.

---

17 Libros en francés: *La santé par les ondes; Les ondes qui guérissent, exposé avec quelques observations faites sur des savants; Radiations et ondes, sources de notre vie; Contribution à l'étiologie du cancer; L'Oscillation cellulaire. Ensemble des recherches expérimentales; La Science et le bonheur. Longévité et immortalité par les vibrations; Stérilisateur Lakhovsky; La Terre et nous; Radiations et ondes, sources de notre vie: Avec une communication du professeur Vittorio de Cigna, faite au Congrès international des ondes courtes, Vienne, 12-17 juillet 1937*

Libros en español: El Secreto de la Vida; Naturaleza y sus Maravillas; Ciencia y Felicidad

Murió en un accidente a la edad de 75 años. Algunos creen que este accidente se debió a que los inventos de Georges Lakhovsky, como los de Nikola Tesla y otros inventores menos conocidos, eran contrarios a ciertos intereses.

Georges Lakhovsky había obtenido una patente para su oscilador. Pero al igual que el rayo violeta de Nikola Tesla, su invento médico cayó en el olvido tras la Segunda Guerra Mundial.

Para obtener una patente para una invención, se debe presentar una solicitud de patente en las oficinas de patentes. Esta solicitud debería, en particular, describir con precisión la invención y los medios para llevarla a cabo e incluir dibujos explicativos a tal efecto. Por desgracia, la patente presentada por Georges Lakhovsky no era lo suficientemente precisa como para permitir reproducir su oscilador. Por eso, esta notable invención se consideró durante mucho tiempo como definitivamente perdida.

¡Pero hubo un giro feliz! Unos osciladores que habían sido fabricados por Georges Lakhovsky y que aún estaban en buen estado fueron encontrados en Italia, por los descendientes de los médicos que los habían usado en los hospitales. Gracias a la ingeniería inversa, fue posible comenzar a fabricarlos nuevamente.

Estas máquinas son mucho más complejas que el rayo violeta de Tesla y por tanto mucho más caras que este

Video YouTube sobre el oscilador de Georges Lakhovsky https://youtu.be/QPX_dPCjk2U

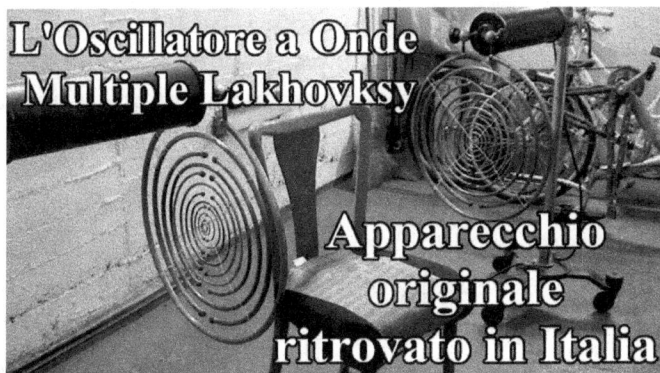

instrumento que estaba al alcance de casi cualquier persona. En Francia, hay muy pocos centros de bienestar donde es posible realizar sesiones con el oscilador Lakhovsky. Encontré uno en Autun, pondré la información en nota.[18]

Verás, si miras el video citado anteriormente, que la máquina inventada por Lakhovsky también emite una luz violeta. De hecho, está en la línea de los inventos de Nikola Tesla y Darsonval.

En el libro de Georges Lakhovsky titulado: *El secreto de la vida,* encontrarás detalles sobre cómo funciona el

---

18 Máquina de Lakhowski, en la ciudad de Autun en "La boutique d' Agnès", http://www.bien-etre-boutique.com/boutique/

rayo violeta de Darsonval y Tesla y sobre las razones por las que este rayo violeta y el ozono que lo acompaña hacen posible curar muchas enfermedades.

Según Georges Lakhovsky, las células de nuestro cuerpo vibran a una determinada frecuencia electromagnética. Cuando esta frecuencia es perturbada, desencadena todo tipo de patologías. Su investigación ha demostrado que el lugar en el que vivimos puede alterar el funcionamiento del cuerpo humano al interferir con sus vibraciones naturales.

Había estudiado la frecuencia de aparición de los cánceres según la naturaleza del suelo y del subsuelo del lugar habitual de vida de los enfermos, y determinado qué tipos de suelo eran favorables o nocivos para la salud humana. Te invito a leer sus libros, son muy interesantes y abren amplios horizontes en cuanto a la salud.

Su oscilador permitió que las personas que vivían en lugares perturbadores pudieran restablecer su equilibrio energético. El oscilador obviamente hizo posible curar no solo cánceres y otras enfermedades graves, <u>sino también depresiones cuando son causadas por pérdidas de energía debido a perturbaciones energéticas en lugares de vida</u>.

Georges Lakowsky había observado que la salud de los seres humanos está influenciada por las vibraciones cósmicas y que, dependiendo de la naturaleza del suelo, estas vibraciones son almacenadas o reflejadas y pueden causar perturbaciones energéticas en el cuerpo humano, que desencadenan a su vez enfermedades y depresiones.

Me queda claro que Georges Lakowsky y Nikola Tesla se habían reconectado con el conocimiento de antiguas civilizaciones de las que habían redescubierto, no sé cómo ni por qué, algunos retazos. Otros investigadores también han redescubierto fragmentos de conocimientos antiguos sobre las propiedades del agua, y les contaré un poco sobre eso ahora.

3) Tecnologías de energización del agua para recargar el cuerpo humano

El agua siempre ha jugado un papel importante en todas las tradiciones espirituales, y muchos lugares de culto o peregrinación tienen su fuente "milagrosa". Ciertas aguas reputadas como "milagrosas" que han sido analizadas por científicos, sin embargo, no han mostrado diferencias notables con las aguas "normales". Y por una buena razón, el agua, al igual que los seres vivos, tiene la propiedad de estar cargada de energías cosmo-telúricas y de vida que los laboratorios científicos no detectan, por falta de instrumentos adecuados. Cuando bebemos agua, también bebemos la energía con la que está cargada. Esta energía puede ser beneficiosa, neutra o dañina para nuestro propio sistema energético. En otras palabras, puede recargarnos, descargarnos energéticamente o ser neutral.

Probé usando mis habilidades oníricas y observando las reacciones de mi cuerpo, las aguas de varios balnearios termales y también lugares de apariciones marianas. Algunas han demostrado ser extremadamente beneficiosas para mí y otras me han perturbado por completo. He observado que las aguas de algunos lugares de apariciones marianas son muy beneficiosas, no todas. Cuando son benéficas, provocan hermosos sueños en los que me precipito corriendo con gran alegría, fuerza y energía en edificios de piedra, de los que emana una energía magnífica. Además, por la mañana me levanto en muy buena forma y de excelente humor. Algunas aguas termales también tienen el mismo efecto. Si este tema te interesa, te invito a leer los libros del Doctor Enza Ciccolo. Enza Ciccolo ha realizado una extensa investigación sobre las aguas de los sitios de apariciones marianas y ha inventado protocolos para usarlas de manera efectiva.

Encontrarás información interesante y un enlace a sus libros en este sitio:

https://www.alaro.it/le-acque-a-luce-bianca/

También probé el efecto del agua *solarizada* en las plantas y en mí misma. Obtengo esta agua colocando al sol una botella de agua de vidrio translúcido, equipada con una punta de cuarzo en la parte superior, con la punta hacia abajo. Este sencillo procedimiento cambia notablemente el sabor del agua y la hace más beneficiosa tanto para las plantas como para mí. Si la bebo antes de irme a dormir, tiende a inducir sueños muy brillantes. Puedes obtener más información viendo mi video sobre el cuarzo.

https://www.youtube.com/@elsignificadodetussuenos

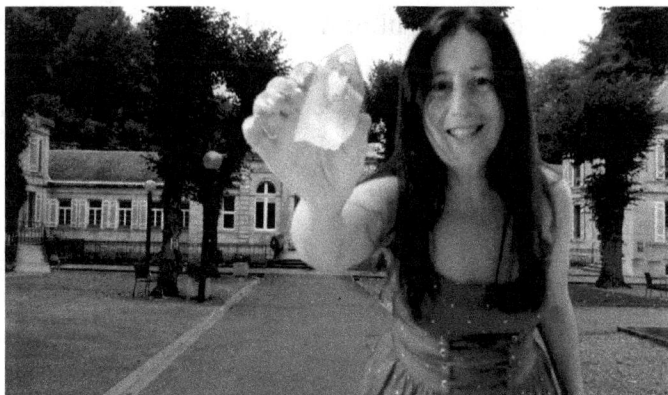

Tú también puedes experimentar. Como puedes ver, siempre he utilizado los medios a mano para probar las propiedades del agua, es decir, mi propio cuerpo, mis sueños y también el reino vegetal.

Marcel Violet, un ingeniero francés de la escuela francesa *Arts et Métiers* había utilizado otros medios más tecnológicos que le permitieron inventar un dispositivo para tonificar el agua. Había probado su agua energizada a gran escala en campos y en manadas enteras de animales de granja. El agua que trató resultó en mayores rendimientos de frutas y verduras y mantuvo a las plantas y animales mucho más saludables. Puedes encontrar relatos de sus experiencias en sus libros.[19]

Marcel Violet murió en 1973, también de forma accidental, pero aún se le puede escuchar hablar de sus vivencias gracias al vídeo de una conferencia grabado en 1962 y visible en YouTube. Marcel Violet había creado empresas que distribuían su invento y que ya no existen. Su dispositivo todavía es comercializado por otras

Video Marcel Violet: https://youtu.be/F_cNGAEElhA

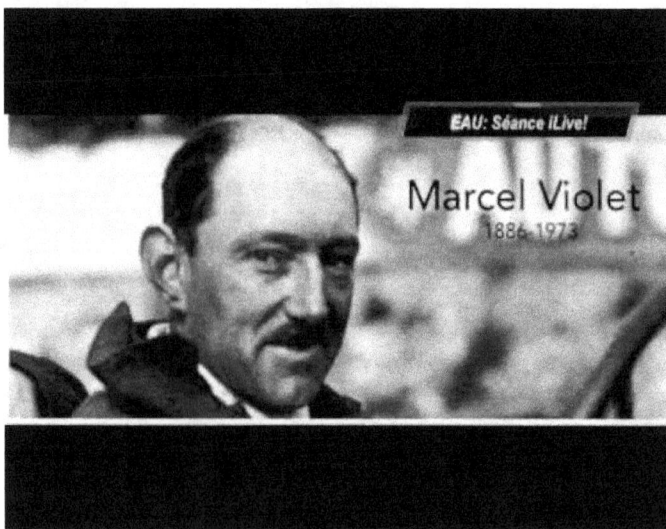

compañías hoy en día, pero es bastante caro.

Se han inventado muchos otros dispositivos para mejorar la energía del agua. Me parece muy interesante

---

19 *L'énergie cosmique au service de la santé ou Le secret des patriarches*, Marcel Violet, Courrier du livre

leer el trabajo de todos los investigadores. Si estás interesado en el tema, lee las obras de Louis-Claude Vincent y de la Dra. Jeanne Rousseau en el sitio: www.votre-sante-naturelle.fr Encontrarás entrevistas muy interesantes con Jeanne Rousseau en *YouTube*. Para dinamizar el agua, Jeanne Rousseau había inventado bañeras equipadas con un dispositivo que creaba remolinos.

https://youtu.be/VI3aw5pM2pU

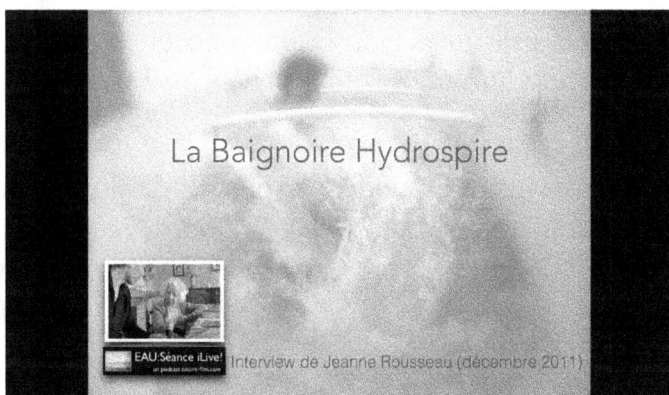

El agua también se puede energizar en la naturaleza y sin máquina. En efecto, cuando circula en ambientes favorables a nuestra salud, se carga de las energías de estos ambientes. Esto explicaría el efecto curativo de las aguas termales y de las aguas de los lugares de aparición mariana como el agua de Lourdes.

En el estado actual de la ciencia, el mejor instrumento a nuestro alcance para saber si hemos recuperado o perdido energía es nuestro cuerpo, gracias a la información que nos comunica a través de los sueños. Si tú también quieres desarrollar tus habilidades oníricas, te invito a leer mis libros y empezar con el que más se adapte a tu nivel.

Si no duermes bien: *Estrategias Para Dormir Mejor Y Volver A Tener Un Descanso Ideal*

Si no puedes recordar tus sueños: *Estrategias Para Recordar Los Sueños*

Si no entiendes el significado de tus sueños: *El Significado De Los Sueños* .

Si quieres usar tus sueños para conocer tu futuro: *La Clarividencia Onírica, Aprenda A Ver Su Futuro En Sus Sueños*

Si quieres usar el poder inventivo de los sueños: *¿Cómo nacen los inventos? Un Método Efectivo Para Obtener Ideas Innovadoras Gracias A Tus Sueños*

Si quieres usar tus sueños en el campo de la arqueología: *Cómo Conocer Los Secretos, Enigmas Y Misterios Del Antiguo Egipto Y De Todas Las Antiguas Civilizaciones*

Si quieres gestionar mejor tu salud a través de los sueños: *Sueños Y Salud, Descubre Los Sueños Más Comunes Que Te Informan Sobre El Estado De Tu Cuerpo Y Aprovéchalos Para Permanecer Saludable*

Encontrarás otra información útil en mi sitio de Internet: http://espanol.amancini.com

Puedes conseguir todas estas obras, en versión electrónica o en versión impresa en los principales sitios de venta de libros en línea.

Conclusión

Como has podido comprobar a lo largo de la lectura de este libro, existen muchas otras alternativas a la medicación para curar las depresiones incipientes. Por supuesto, si tienes una forma de pensar equivocada, una dieta inapropiada, un sistema digestivo lleno de deshechos y parásitos y una sexualidad inapropiada, no importa cuánto pruebes todos los remedios y tecnologías a tu disposición, solo obtendrás una pequeña mejora temporal, pero no sanarás hasta que elimines la causa principal de tus pérdidas de energía. Esta causa raíz a veces puede provenir de nuestra forma habitual de pensar, ya que nuestros pensamientos y emociones pueden aumentar o disminuir nuestra energía.

Edgar Cayce lo repetía en sus consultas, también era necesario tener un *"pensamiento correcto"*, es decir un pensamiento correcto para mantener una buena salud. Vivir en el odio, la ira, el resentimiento, la maldad, la tristeza es condenarse a más o menos largo plazo a la enfermedad. Porque estas emociones agotan nuestra energía.

El doctor Edward Bach había estudiado los vínculos entre las emociones negativas y las patologías y había inventado remedios florales homeopáticos para ayudar a restablecer el equilibrio emocional y corporal. Hoy en día, sus remedios: *Flores de Bach* son fáciles de encontrar en farmacias y en tiendas orgánicas. En Europa y otros países, los científicos generalmente se burlan de estos remedios de la misma manera que se burlan de la homeopatía. Para saber la verdad, pruébalos usando tus sueños. Tu subconsciente y tu cuerpo nunca mienten, necesitan la verdad y mentir no les hace ningún bien.

Según los antiguos egipcios, mentir sería malo para la salud y para la prosperidad de los individuos y también de las sociedades. Afirmaron que los dioses aborrecen las mentiras. Mentir en el antiguo Egipto también incluía no escuchar nuestro corazón, es decir, nuestro *ser interior*, nuestras necesidades más profundas. Los antiguos egipcios habían observado que mentir tiene el efecto de bloquear el flujo de la vida en el cuerpo humano y también en la sociedad, lo que conduce a la enfermedad y a la miseria.

No es difícil comprobar por ti mismo haciendo algunos experimentos personales que los antiguos egipcios estaban en lo cierto.

Es más, el doctor Bates, un oftalmólogo de Nueva York, que desconocía estas afirmaciones egipcias, había observado con un retinoscopio que cualquier mentira pronunciada por una persona provoca inmediatamente la pérdida temporal de la vista, aunque no sepa que ella dice algo falso.

Otros han observado que mentir provoca una caída inmediata del tono muscular.

Es muy interesante saber que la energía del cuerpo disminuye cuando mentimos, aunque no seamos conscientes de que no estamos diciendo la verdad. Pero, ¿dónde está la verdad en nosotros? No está en nuestra mente racional, siempre dispuesta a tragarse cualquier mentira bien presentada por los medios de comunicación o por quienes nos rodean. Por el contrario, el cuerpo y el *ser interior* siempre dicen la verdad y nunca se equivocan.

La mente racional a menudo piensa sólo en sus propios intereses y constantemente hace sus pequeños cálculos egoístas. Nos lleva a imaginar que podemos permitirnos todo en nuestro comportamiento y en nuestras relaciones con los demás. Pero la autoobservación, especialmente a través del proceso onírico, demuestra muy rápidamente que todos los malos usos que hacemos de nuestra mente racional afectan nuestro nivel de energía.

La mente racional debe servir a nuestro *ser interior* y a nuestras necesidades más profundas. Pasa a ser el intermediario entre nuestro cuerpo y nuestro *ser interior* y depende de nosotros elegir cómo queremos llevar nuestra vida, y qué queremos priorizar, para luego asumir las consecuencias en cuanto a nuestra calidad de vida interior.

Así que terminemos con una nota optimista. Los antiguos egipcios que desconocían el concepto de pecado y culpa, afirmaban que siempre era posible reparar nuestros errores y restablecer la circulación de Maat, es decir de la vida, en el cuerpo y en la sociedad.

Por lo tanto, utilicemos los medios a nuestro alcance para recuperar nuestra energía y, sobre todo, aprendamos a comprender mejor las leyes naturales de la energía humana, para manejarla mejor y evitar perderla por ignorancia.[20]

20Thierry Casasnovas es una perfecta ilustración del efecto que tiene un pensamiento negativo sobre la salud y cómo

Como los antiguos egipcios deseaban a su faraón, les deseo a todos que tengan:

" Vida, fuerza y salud".

---

recuperarlo cambiando esa forma de pensar y limpiando el organismo de las toxinas que ha generado. Thierry Casasnovas estaba gravemente enfermo y los médicos le daban poco tiempo de vida. Explica en un vídeo que pudo recuperar su salud optando por una dieta más viva, pero sobre todo cambiando también su forma de pensar que había sido determinante para provocar el estado enfermizo en el que se encontraba. Podrás observar su increíble transformación hacia el regreso a la salud en los videos que ha hecho desde entonces. He aquí su sitio web: www.regenere.org

Sobre Anna Mancini

Puedes encontrar mi biografía en mi sitio web:

Francés y otras lenguas: www.amancini.com

Español: http://espanol.amancini.com

Canales de Youtube:

Francés con subtitulos españoles:
https://www.youtube.com/@lasignificationdesreves

Español:
https://www.youtube.com/@elsignificadodetussuenos

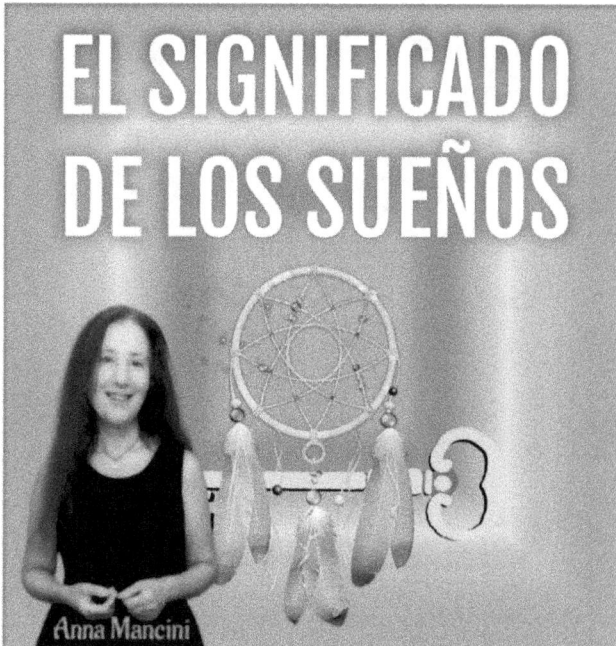

Los libros de Anna Mancini para ayudarte a desarrollar tus habilidades de ensueño, soñar mejor, y dormir mejor

Se necesita una cantidad variable de tiempo para entrenar de manera efectiva en mis técnicas de sueño. Este tiempo varía según el nivel inicial del estudiante. Cualquiera puede aprender este arte de soñar, incluso las personas que creen que no están soñando y hasta las que tienen problemas para dormir. Simplemente comienzas en el nivel que es tuyo.

Cualquiera que piense que no sueña o que solo recuerda sus sueños cuando son pesadillas puede beneficiarse enormemente de la lectura del libro que escribí para ellos: *Estrategias para recordar los sueños*

Todos aquellos que tengan problemas de insomnio y que ya hayan probado de todo, se beneficiarán de la lectura del libro que escribí para ellos: *Estrategias para dormir mejor y volver a tener un descanso ideal,* que abre otros horizontes de comprensión y alivio de los problemas de insomnio. También les aconsejo que lean el libro de Laure Goldbright, *Testimonio sobre los beneficios de la higiene intestinal.* Porque el estado del aparato digestivo influye mucho en la calidad de nuestro sueño y es el causante de muchos trastornos del sueño.

Aquellos que ya sueñan bien y suelen recordar bien sus sueños pero no entienden su significado, leerán provechosamente primero: *El Significado de los Sueños.*

Otros libros más especializados en técnicas oníricas están especialmente dirigidos a:

- a inventores, investigadores y científicos: *¿Cómo Nacen Los Inventos? Un Método Efectivo Para Obtener Ideas Innovadoras Gracias A Tus Sueños*

- a los arqueólogos e historiadores: *Cómo Conocer Los Secretos, Enigmas Y Misterios Del Antiguo Egipto Y De Todas Las Antiguas Civilizaciones*

- a las personas que deseen desarrollar sus llamados talentos paranormales para conocer su futuro: *La Clarividencia Onírica, Aprenda a Ver su Futuro en sus Sueños*

Además, ante la aceleración en el número de desastres naturales y el auge del terrorismo, me comprometo a difundir la idea de que es posible, gracias a los sueños, ser advertido de estos peligros y escapar de ellos por completo, salvando también la vida de nuestros seres queridos. Escribí en este sentido: *Tus sueños pueden salvar tu vida*. Aconsejo a todos los que viven en zonas peligrosas crear, en su ciudad, su pueblo, su barrio, su comunidad o su empresa un grupo de vigilancia de los sueños. Encontrará todas las explicaciones en el libro para que este grupo funcione de manera efectiva.

BIBLIOGRAFÍA

Laure Goldbright

Testimonio sobre los Beneficios de la Higiene Intestinal

Menopause Free of Suffering: a Testimonial

Anna Mancini

El Significado de los Sueños

Tus sueños pueden salvar tu vida

La Clarividencia Onírica, Aprenda a Ver su Futuro en sus Sueños

Estrategias para recordar los sueños

Estrategias para dormir mejor y volver a tener un descanso ideal

¿Cómo Nacen Los Inventos? Un Método Efectivo Para Obtener Ideas Innovadoras Gracias a Tus Sueños

Sueños Y Salud, Descubre Los Sueños Más Comunes Que Te Informan Sobre El Estado De Tu Cuerpo Y Aprovéchalos Para Permanecer Saludable

Cómo Conocer Los Secretos, Enigmas Y Misterios Del Antiguo Egipto Y De Todas Las Antiguas Civilizaciones

MAAT, la Filosofía de la Justicia en el Antiguo Egipto

Arnold Ehret

Ayuno Racional para el Rejuvenecimiento Físico, Mental y Espiritual, traducido por David Gil

Sistema Curativo Por Dieta Amucosa, traducido por David Gil

The cause and cure of human illness

Thus Speaketh the Stomach

The Tragedy of Nutrition

Marcel Violet

https://fr.wikipedia.org/wiki/Marcel_Violet

Le Secret des patriarches - Essai sur la nature de l'énergie biologique

Masaru Emoto

Los Mensajes Ocultos Del Agua

El Agua Espejo de las Palabras

El Poder Curativo del Agua

Sanación Con Los Cristales del Agua

Jacques Benveniste

Ma vérité sur la mémoire de l'eau

Marc Henry

L'eau et la physique quantique - Vers une révolution de la médecine

Christian Tal Schaller et Johanne Razanamahay

Vivre les émotions avec son corps: Se libérer des soucis au quotidien

Testez l'urinothérapie: Le plus extraordinaire des remèdes naturels

Michel Moine et Jean-Louis Degaudenzi

Guide de géobiologie: comment vous débarrasser des ondes nocives et des maladies difficiles à soigner

Hulda Clark

The Cure For All Diseases

La Cura y Prevención de Todos los Cánceres

Eberhart, N.M. (1920)

A Working Manual of High Frequency Currents, Chicago, IL: New Medicine Publishing Co., pp. 319

Enza Ciccolo

Acqua d'Amore, Terapeutica fonte di vita

Enza Ciccolo et Gudrum Dalla Via

Les eaux d'énergie et de lumière: Le pouvoir de guérison de l'eau des sanctuaires sacrés

Andreas Ludwig Kalcker

Salud Prohibida

Georges Lakhovsky

El Secreto de la Vida

Naturaleza y sus Maravillas

Ciencia y Felicidad

La Terre et nous

La Santé Par Les Ondes

Les Ondes Qui Guérissent, Exposé Avec Quelques Observations Faites Sur Des Savants

Radiations Et Ondes, Sources De Notre Vie

Contribution À L'étiologie Du Cancer

L'Oscillation Cellulaire. Ensemble Des Recherches Expérimentales

La Science Et Le Bonheur. Longévité Et Immortalité Par Les Vibrations

Stérilisateur Lakhovsky

Radiations Et Ondes, Sources De Notre Vie: Avec Une Communication Du Professeur Vittorio De Cigna, Faite Au Congrès International Des Ondes Courtes, Vienne, 12-17 Juillet 1937

Edward Bach

Cúrate A Ti Mismo

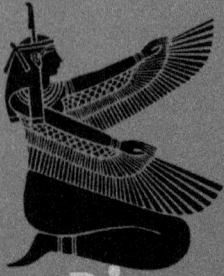

EL MISTERIO DE MAAT

Diosa de la Justicia En el Antiguo Egipto

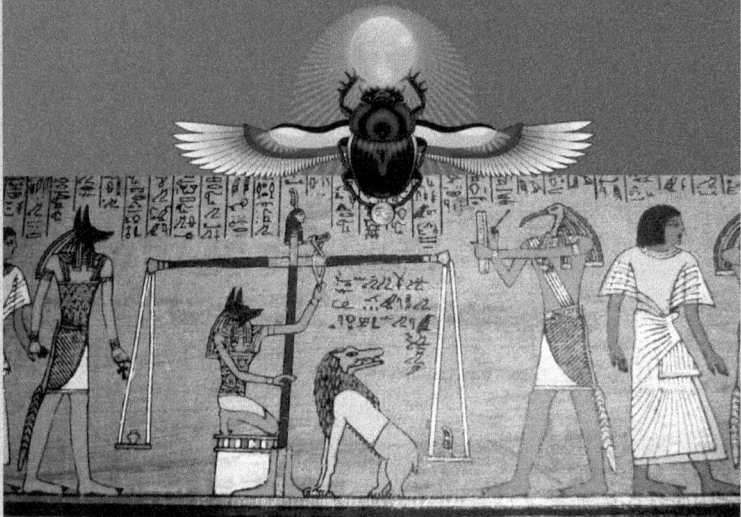

Anna Mancini

Indice

Advertencia 3

Introducción 5

Capítulo 1: Cómo solemos perder nuestra energía 11

Capítulo 2: Cómo podemos ganar energía 45

Capítulo 3: Algunos signos tempranos fáciles de detectar de baja energía 59

Capítulo 4: Tecnologías de revitalización poco conocidas 67

Conclusión 85

Sobre Anna Mancini 89

Los libros de anna mancini para ayudarte a desarrollar tus habilidades de ensueño, soñar mejor, y dormir mejor 91

Otros libros más especializados en técnicas oníricas 92

Bibliografía 93

www.ingramcontent.com/pod-product-compliance
Lightning Source LLC
Chambersburg PA
CBHW052059270326
41931CB00012B/2818